CBT ランダムテストを実践!

WEB TEST PLUS サービス

ご購入いただいた書籍の読者アクセスナンバーで登録すると,『臨床事例で学ぶ 医療倫理・法医学』のデータならびに医師国家試験の既出問題から作成されたCBT形式のテストをご利用になれます。
読者アクセスナンバーは,ご利用方法ともども,この裏面に記載されております。ぜひご活用ください。

今すぐアクセス！

本書の読者アクセスナンバー

CPM584092

アクセス方法

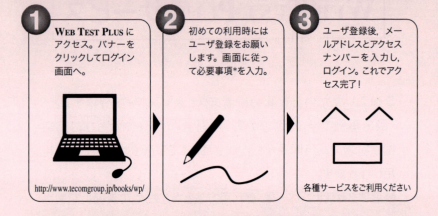

① WEB TEST PLUS にアクセス。バナーをクリックしてログイン画面へ。
http://www.tecomgroup.jp/books/wp/

② 初めての利用時にはユーザ登録をお願いします。画面に従って必要事項*を入力。

③ ユーザ登録後, メールアドレスとアクセスナンバーを入力し, ログイン。これでアクセス完了！
各種サービスをご利用ください

http://www.tecomgroup.jp/books/wp/

*ご提供いただいた皆様の個人情報は，本サービス提供の利用目的のみに使用し，同情報の漏洩の防止など，厳正な管理を行います。

〒169-0073 東京都新宿区百人町 1-22-23 新宿ノモスビル 2 階
（株）テコム 出版事業部
TEL 03-5330-2441 ／ FAX 03-5389-6452

TECOM
Case Presentation of
Medical Ethics
and Forensic Medicine

臨床事例で学ぶ
医療倫理・法医学

【編著】
滋賀医科大学 社会医学講座 教授
一杉 正仁

【著】
京都府立医科大学 法医学教室 教授
池谷 博

久留米大学医学部 法医学講座 教授
神田 芳郎

旭川医科大学 法医学講座 教授
清水 惠子

高知大学医学部 法医学教室 教授
古宮 淳一

テコム

執 筆 者

編　集

一杉　正仁　　滋賀医科大学 社会医学講座 教授

執　筆（50音順）

池谷　博　　　京都府立医科大学 法医学教室 教授
磯崎翔太郎　　株式会社 日立製作所 日立総合病院
神田　芳郎　　久留米大学医学部 法医学講座 教授
清水　惠子　　旭川医科大学 法医学講座 教授
一杉　正仁　　滋賀医科大学 社会医学講座 教授
古宮　淳一　　高知大学医学部 法医学教室 教授

＊正誤情報，発行後の法令改正，最新統計，診療ガイドライン関連の情報につきましては，弊社ウェブサイト（http://www.tecomgroup.jp/books/）にてお知らせいたします。

＊本書の内容の一部あるいは全部を，無断で（複写機などいかなる方法によっても）複写・複製・転載すると，著作権および出版権侵害となることがありますので，ご注意ください。

まえがき

　近年の医学教育においては卒前教育と卒後教育の一貫性が課題となっています。すなわち，医学教育モデル・コア・カリキュラムと臨床研修の到達目標が同一になります。両者において，医師にまず求められるのは，人の命に深く関わり，健康を守るという医師の責務を十分に自覚し，患者中心の医療を実践しながら医師としての道を極めていく"プロフェッショナリズム"です。このために，医の倫理，医師の責務や裁量権を学び，患者を中心とする立場に立たなければなりません。また，医療安全はもちろんのこと，社会の安全を維持すべく，公衆衛生の向上に寄与することが求められます。医師に必要なのは，知識だけでなく，現場で問題を解決し実践することです。したがって，良き医師となって現場で活躍できる医師に数多く登場して頂きたく，本書を企画しました。扱う内容は，法医学，生命倫理学，予防医学と幅広く，臨床現場で実際に遭遇する状況において，どのように判断して問題を解決すべきか，そして予防のために何ができるかについてトレーニングすることを目的としています。

　本書で扱う内容の多くは，医師として具有すべき最低限度の内容であるゆえ，医師国家試験では「必修問題」の範疇に含まれます。もちろん，臨床実習前に習得しておくべき内容も多く，共用試験（CBT）でもよく出題されます。本書は，医療現場で役立つ実践書であり，かつ，卒前教育の試験対策にも役立ちます。本書で扱う内容は，臨床各科と密接に関係しているため，本書で学習することで，突然死，外傷，中毒などに関する傷病を復習することができます。本書が，法医学や生命倫理に関する定期試験のみならず，CBT，国家試験対策に利用されることを前提として，「Web Test Plus」を設け，自主的にWebで問題演習を行えるようにしました。

　本書を利用することで，幅広い視野をもった医療人になって頂ければ幸いです。そして，医療人として求められる社会的役割を忠実に実践されることを願って止みません。

平成29年1月

滋賀医科大学社会医学講座教授

一杉　正仁

本書の特長と利用法

■ 50 Cases の 2 連問

50 の事例を提示し，それぞれ臨床問題 2 連問の合計 100 問を掲載した．臨床現場を想定したリアルな流れの中で，国試・CBT 等で武器となる知識が身につく．

■ 医学教育モデル・コア・カリキュラムおよび医師国家試験出題基準に準拠

法医学・医療倫理領域における「医学教育モデル・コア・カリキュラム」および「医師国家試験出題基準」に記載されている全範囲を対象として，法医学，生命倫理の専門家が集まって執筆しており，質の高い必須知識を獲得できる．

■ WEB TEST PLUS

本書綴込みの読者アクセスナンバーで登録すると，本書掲載問題ならびに医師国試既出問題をもとに，20 問ごとのランダムテストをパソコン画面上で体験できる．CBT 本番の雰囲気に慣れ親しむとともに，実力のチェックに最適．

■ Reference

学習の理解を深めるために参考図書欄を設け，書名と関連情報の掲載ページを明示した．以下は，書名略号を用いている．

サクセス公	サクセス '17 公衆衛生，テコム出版事業部（医学評論社），2016
MIX	メディカルインデックス（第 2 版），テコム出版事業部（医学評論社），2016
アラーム	国試公衆衛生アラーム 100（第 9 版），テコム出版事業部，2016
YN	イヤーノート 2017（第 26 版），メディックメディア，2016
R公	医師国家試験のためのレビューブック公衆衛生 2017（第 2 版），メディックメディア，2016
公みえる	公衆衛生がみえる 2016-2017（第 2 版），メディックメディア，2016

■ページガイド

学習の目的：医学教育モデル・コア・カリキュラムを元に設定

CASE 42　アルコールによる障害

急性アルコール中毒の症候，診断と治療を説明できる。

Keywords：急性アルコール中毒／エタノール／酩酊

キーワード：医師国試ガイドライン用語や派生知識項目

□歳の男性．大学生．意識障害のため救急搬送された．来院時付き添ってきた友人によると，所属しているサッカー部の新歓コンパのため数時間前から日本酒を大量飲酒し，次第に話しかけても反応がなくなってきたため心配になり救急車を要請したという．来院時，自発開眼はなく，名前の呼びかけでも開眼しないが，体を揺さぶることにより開眼する．体温 35.8℃．脈拍 90 回/分，整．血圧 110/70 mmHg．SpO$_2$ 99%（room air）．

臨床事例：臨床実地問題の症例文形式によるケース・プレゼンテーション

問 42-1　この患者の JCS（Japan Coma Scale）はどれか．
　A　I-3　　B　II-10　　C　II-20　　D　II-30　　E　III-100

設問：臨床事例に基づいた 2 連問

その後の経過で緊急の対応が必要なのはどれか．**2 つ選べ**．
　A　眼振の出現　　　　　　　　　　　B　体温の上昇
　C　呼吸数の減少　　　　　　　　　　D　脈拍数の増加
　E　嘔吐とその後の SpO$_2$ 低下

解法ポイント　エタノールは外皮用の消毒剤や化粧品の他，ビール，ワイン，日本酒などの酒類に様々な濃度で含有されている身近な有機化合物である．その作用機序は抑制系ニューロンから放出されるγ-アミノ酪酸〈GABA〉の受容体への親和性を高めることによる**中枢神経系の抑制**である．大量飲酒による急性アルコール中毒は救急外来でしばしばみられる疾患であるが，また致死的となるため注意が必要である．

解法ポイント：解答するにあたって必要な，提示事例の診断，状況の解説，各選択肢の検討

JCS に関する基本的な出題である．単純な呼びかけでは反応しないものの，体を揺さぶることで（刺激によって）開眼していることから，JCS は II-20 である．よって正解は…

重要語句：色付き太字で強調

2］本症例のようなアルコールの大量摂取の場合，**重度の急性アルコール中毒による呼吸，循環の抑制**のみならず，軽度～中等度の急性アルコール中毒であっても嘔吐から誤嚥による窒息を起こして死亡するケースが珍しくないため，注意すべきである．重度の循環虚脱の場合，**体温は低下し，徐脈**となる場合が多いため，B，D は誤りである（×B，×D）．C の呼吸数の減少は呼吸抑制を疑う所見で，緊急性が高いと判断すべきである（○C）．E は誤嚥による窒息を疑う所見であり，こちらも緊急に吐物の吸引や呼吸管理を行う必要がある（○E）．眼振は本例の緊急度に関連しない（×A）．よって正解は C, E である．

Minimum Requirement

Minimum Requirement：必要最小限の知っておくべき知識，CBT・国試はもちろん臨床現場でも役立つエッセンス

● 性別の鑑定

白骨鑑定における性別は，①頭蓋骨では，男性では前額部が後方に傾斜していて上縁が突出していたり，乳様突起が大きく突出しているなどの特徴がある．女性では，前額部は鉛直であり，眉弓や眼窩上縁の突出が弱く，乳様突起が小さい．②骨盤骨では，男性では恥骨下角が 60～75° と鋭く，骨盤上口がハート形であり，大坐骨切痕も鋭角である．骨盤腔も狭い．女性ではその逆に恥骨下角が 110° 以上と緩やかであり，骨盤上口が楕円形で広く，大坐骨切痕も円形で骨盤腔は広い．③下肢骨では，大腿骨頭の捻転角が男性では 12～15° と小さく，大腿骨骨頭も 44～46 mm と大きい．女性では捻転角が 20～25° と大きく，大腿骨頭も 40～41 mm と小さいなどといった特徴がある．

・骨盤部 CT 所見

女性　　　　　　　　　　　男性

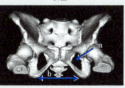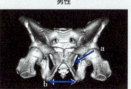

閉鎖孔（a）と恥骨下角（b）が広い．　　　閉鎖孔（a）も恥骨下角（b）も狭い．

（医師国試 110B-10 より）

まとめ　性差の判定に有効な，個々の人類学的所見には，個性も認められるので，1 つの箇所だけを見て判断せず，複数箇所を見て判断する必要がある．
なお，医師国家試験の第 110 回 B-10 で，骨盤部 CT による性別判断の問題が出題された．このほか，胎児についての法医学的診断・鑑定が求められる．

まとめ：該当項目全体についての執筆者コメント

正解：設問の正解

Reference：参考文献

CONTENTS

まえがき			*iii*
本書の特長と利用法			*iv*

第1章　医療倫理と法　─医師のあるべき姿，守るべきこと─　　1

Case 1	患者の意向の尊重（患者中心型医療）	池谷　博	2
Case 2	SPIKES モデル	一杉 正仁	4
Case 3	セカンドオピニオン	神田 芳郎	6
Case 4	治験審査委員会・倫理審査委員会〈IRB〉	磯崎 翔太郎 清水 恵子	8
Case 5	患者の価値観の尊重	一杉 正仁	11
Case 6	緊急治療の要否	古宮 淳一	13
Case 7	尊厳死，リビング・ウィル	池谷　博	15
Case 8	身体的苦痛の緩和	池谷　博	17
Case 9	診療情報の開示	神田 芳郎	19
Case 10	医師法	池谷　博	21
Case 11	診療録・医療記録の管理と保存	神田 芳郎	23
Case 12	医師の職業倫理指針	神田 芳郎	26
Case 13	医師の責務	一杉 正仁	28
Case 14	医行為と診療補助行為	磯崎 翔太郎 清水 恵子	30
Case 15	GCP〈医薬品の臨床試験実施の基準〉	清水 恵子	32
Case 16	感染症の予防及び感染症の患者に対する医療に関する法律〈感染症法〉による届け出義務	一杉 正仁	35
Case 17	認知機能の低下	一杉 正仁	38
Case 18	母体保護法	古宮 淳一	40

第2章　社会問題と法医学　─事故や傷害を予防するために─　　43

Case 19	児童虐待の予防	一杉 正仁	44
Case 20	配偶者からの暴力の防止及び被害者の保護等に関する法律〈配偶者暴力防止法〉	清水 恵子	47
Case 21	労働者災害補償保険法	古宮 淳一	49
Case 22	医療事故の防止	一杉 正仁	51
Case 23	インシデント，アクシデント	一杉 正仁	53

第3章　死の判定と死亡診断・死体検案　―正しく「死」を診断する―　55

Case 24	出生と死亡および国際疾病分類	一杉 正仁	56
Case 25	心臓死，脳死，脳死判定基準	神田 芳郎	59
Case 26	臓器の移植に関する法律	神田 芳郎	61
Case 27	死亡診断，死体検案（在宅死）	池谷 博	63
Case 28	死亡診断，死体検案（診断検案の内容・手順など）	神田 芳郎	65
Case 29	早期死体現象	一杉 正仁	67
Case 30	死後経過時間の推定	古宮 淳一	69
Case 31	法医解剖	池谷 博	71
Case 32	来院時〈院外〉心肺停止〈CPA〉	古宮 淳一	73
Case 33	乳幼児突然死症候群	池谷 博	75

第4章　外因死の診断と発生機序の解明　―外傷学を学ぶ―　77

Case 34	創傷の種類	古宮 淳一	78
Case 35	頭部外傷	一杉 正仁	81
Case 36	事故による障害（交通事故）	一杉 正仁	84
Case 37	事故による障害（溺水）	池谷 博	87
Case 38	熱　傷	古宮 淳一	89
Case 39	低温・高温環境による疾患	磯崎 翔太郎 清水 恵子	92
Case 40	電撃傷と感電死	古宮 淳一	94

第5章　中　毒　97

Case 41	薬物依存・中毒	磯崎 翔太郎 清水 恵子	98
Case 42	アルコールによる障害	磯崎 翔太郎 清水 恵子	101
Case 43	農薬中毒	磯崎 翔太郎 清水 恵子	104
Case 44	ガス中毒	磯崎 翔太郎 清水 恵子	106

第6章　血液学と法医学的鑑定　109

Case 45	血液型，交差試験（クロスマッチ）	神田 芳郎	110
Case 46	採血の副作用	一杉 正仁	112
Case 47	血液型不適合妊娠	神田 芳郎	114
Case 48	ヒト遺伝子検査	神田 芳郎	116
Case 49	法医学的試料の採取	池谷 博	118
Case 50	嬰児殺	池谷 博	120

索引　122

第1章

医療倫理と法
― 医師のあるべき姿，守るべきこと ―

Case 1 「患者の意向の尊重（患者中心型医療）」 p. 2
Case 2 「SPIKES モデル」 p. 4
Case 3 「セカンドオピニオン」 p. 6
Case 4 「治験審査委員会・倫理審査委員会〈IRB〉」 p. 8
Case 5 「患者の価値観の尊重」 p.11
Case 6 「緊急治療の要否」 p.13
Case 7 「尊厳死，リビング・ウィル」 p.15
Case 8 「身体的苦痛の緩和」 p.17
Case 9 「診療情報の開示」 p.19
Case 10 「医師法」 p.21
Case 11 「診療録・医療記録の管理と保存」 p.23
Case 12 「医師の職業倫理指針」 p.26
Case 13 「医師の責務」 p.28
Case 14 「医行為と診療補助行為」 p.30
Case 15 「GCP〈医薬品の臨床試験実施の基準〉」 p.32
Case 16 「感染症の予防及び感染症の患者に対する医療に関する法律〈感染症法〉による届け出義務」 p.35
Case 17 「認知機能の低下」 p.38
Case 18 「母体保護法」 p.40

　本章では，医師として活動するうえで最も基本的な事項を学ぶ。医学教育モデル・コア・カリキュラムでも「基本事項」と位置付けられており，医師国家試験出題基準では「必修の基本的事項」とされている重要な内容である。
　医師は高い倫理観を備えた上で，良好な医師患者関係のもとに医療を行わなくてはならない。そこで，医療関連法規を正しく理解した上で，患者の権利を守り，医師としての義務を遂行する。当然のことながら臨床現場では，まず医療面接という状況で，患者と接することがスタートとなる。さらには，特定の法律に則って，関係機関に届出を行うなど，一個人だけでなく，公衆衛生の維持や社会の安全を考慮して対処することも求められる。
　これらについて，単に知識の取り込みではなく，医療現場で応用できることを目的に学習していただきたい。

CASE 1 患者の意向の尊重(患者中心型医療)

患者の質問に適切に答え,拒否反応にも柔軟に対処できる。

Keywords:準委任契約／パターナリズム／医療法／患者の権利

入院中の患者から,担当主治医が自分の治療計画について,自分の意見を聞いてくれないので主治医を変えてほしいとの申し出が病院長にあった。

問 1-1 病院長として患者にどう対処すべきか。
A 治療に患者の意見を反映させるのが大変なので,直ちに転院を勧める。
B すべて患者の言う通りしなくてはならないので,直ちに主治医を変更する。
C 患者と主治医に状況を聴取し,信頼関係が崩壊していたので主治医を変更する。
D 患者と主治医の信頼関係が崩壊していたが,主治医を叱責しそのまま担当させる。
E 治療計画は病院が決定することなので,主治医を変更することはできないという。

問 1-2 医師と患者との関係として適切なのはどれか。
A 請負契約　　　　B 委任契約　　　　C 準委任契約
D 派遣契約　　　　E 保険契約

解法ポイント　医師は,医療法の規定に基づいて,医療の担い手と医療を受ける者との信頼関係に基づき,および医療を受ける者の心身の状況に応じて医療を行わなくてはならない。医師は,医療を提供するに当たり,適切な説明を行い,医療を受ける者の理解を得るよう努めなければならない。我が国では,診療契約は患者と医療機関との間の準委任契約とされている。したがって,施設長は主治医と患者の双方に配慮し,実際に担当している医師と患者の間でどのようなやり取りが行われた結果,患者が主治医の変更を要求しているのかを把握する必要がある。

【問 1-1】　患者側の主張が合理的なものであれば,主治医に対して,治療計画を是正させるとともに,患者との信頼関係を修復するように努めなくてはならない(×A,×B,×E)。当事者の信頼関係が完全に損なわれているような場合には,主治医を変更するか,他に医師がいない場合には,他院を紹介しなくてはならない(○C,×D)。

【問 1-2】　医師と患者の間の診療契約は,準委任契約とされている(×A,×B,○C,×D,×E)。民法上,委任契約が法律行為を委託する契約であるのに対し,準委任契約は,法律行為以外の事務,すなわち診療という事務を依頼する契約ということである。準委任契約では,委任契約で受任者が善管注意義務を負うのと同様に,医師も当然に善管注意義務を負うとされる。また,患者の診療に対する自己決定を尊重するためにも,十分な説明をなす義務が医師にはある。

Minimum Requirement

●医療法

　医療法には,「医療は,生命の尊重と個人の尊厳の保持を旨とし,医療の担い手と医療を受ける者との信頼関係に基づき,および医療を受ける者の心身の状況に応じて行われる良質かつ適切なものでなければならない」(第1条の二)と定められており,「医師は,医療を受ける者に対し,良質かつ適切な医療を行うよう努めなければならない」(第1条の四1項)。

　「医療の担い手は,医療を提供するに当たり,適切な説明を行い,医療を受ける者の理解を得るよう努めなければならない」(第1条の四2項)。

まとめ　我が国では,診療契約は患者と医療機関との間の**準委任契約**とされている(民法656条)。患者が診察・診断・治療などを求めて病院を訪れ,医療側が患者の求めに応じて診察をはじめれば,成立したといえる。受任者(医師)は,**善良なる管理者の注意義務**をもって誠実に,委任された事務を処理すべき義務を負う(民法644条)。しかし,当事者間の信頼関係が失われたような場合,委任契約を継続させることは委任者においても受任者においても苦痛であるため,民法651条1項は,両当事者はいつでも理由を問わず委任契約を解除できるものとしている(無理由解除権)。ただし,医師には応召義務(医師法19条)があるので,正当事由なく解除できないと考えた方が良い。

　実際の場面で主治医がどのように接してコミュニケーションをとるべきか次項で考える。

Reference　サクセス公 6　MIX 4　R公 89　公みえる 68　　　　正解　問1-1：C／問1-2：C

CASE 2　SPIKESモデル

説明を受ける患者の心理状態や理解度について配慮できる。

Keywords：医療面接／悪い知らせの伝え方／SPIKESモデル

68歳の男性。妻と二人暮らし。3か月前から全身のだるさを自覚するようになった。2週間前から息切れを自覚し，全身に力が入りにくくなったため来院した。胸腹部CTで左右の肺と肝臓両葉に多発する腫瘤を認め，癌の多発転移と診断された。主治医は，男性の病態について根治は不可能と判断した。

問2-1　病状の説明について正しいのはどれか。
- A　まず，本人に事実を直接話す。
- B　妻には事実を話し，本人には病状を伏せる。
- C　まず，本人と妻に別の病状を話し，後日，妻に事実を話す。
- D　まず，妻に事実を話し，本人にどのように伝えるかを相談する。
- E　まず，妻だけに事実を話してから，後日，妻と本人そろって事実を話す。

問2-2　説明を行うに当たり，SPIKESモデルに**該当しない**のはどれか。
- A　緩和ケアを提示する。
- B　静かな個室に案内する。
- C　要領よく短時間で説明する。
- D　多くの情報を細かく分けて説明する。
- E　これまで検査結果の説明を受けたかを確認する。

解法ポイント　癌の末期状態である患者に対して，その情報を提供するとともに，今後の方針を話し合う状況である。**問2-1**では**インフォームド・コンセントの基本**について問うているが，あくまでも患者本人との間で行われることを十分理解する。**問2-2**では悪い知らせを説明する際のコミュニケーション技法について問われている。医療面接の一技法である**SPIKES法**に則って面接を行い，患者が納得した上で緩和医療をすすめることが望ましい。

【問2-1】　インフォームド・コンセントはあくまでも患者本人と医療者との間で成立する。患者に判断能力がない時（意識障害，乳幼児など）は，家族などの代理人に対して行われる。しかし，本例では患者に判断能力があると考えられるので，患者本人に対して事実が説明されなければならない。医療においては**患者の自己決定権**が尊重されるので，事実を伝えた上で患者の意向を重視した医療が行われるべきである。したがって，正解はAである。なお，後記SPIKESモデルの第3段階では，「どのように結果をお知らせした方がよいですか」と，患者の希望を確認することになる。患者によっては，自分には多くを話さず，家族に詳しく話して欲しいと望むこともある。したがって，選択肢Bのような状況もあり得るが，その希望自体はまず本人に確認しなければならない。**本人の同意なくBのような状況はとれない。**

　また，患者に対して事実を伏せる，虚偽の説明をするなどは，倫理的にも許容できないため，国家試験では**禁忌肢**になることがある。

【問2-2】 "Minimum Requirement"のSPIKESモデルに準じたコミュニケーション技法を用いる。Aは「今後の方針（Strategy）」に該当するが，今後の計画について具体的に提示している。Bは「面談の設定（Setting）」であるが，プライバシーへの配慮が必要であり，重要な人物（本例では妻）の同席を促す。Cのようなことは記されていない。むしろ，患者が理解できているかを逐一確認し，場合によっては詳細な情報提供を後日に延期することが，Knowledgeで記されている。Dは，医学的情報を細かく分けて提供することが「患者への情報提供（Knowledge）」で記されている。Eは「患者の病状認識の評価（Perception）」として，患者の解釈モデルを確認することに含まれる。病状について，これまでどのように説明を受けていたか，などの確認も含まれる。したがって，SPIKESモデルに該当しないのはCである。

Minimum Requirement

● SPIKESモデル

悪い知らせを患者に伝える際の6段階のプロトコールである。下記の単語の頭文字をとっている。

第1段階：面談の設定（**S**etting up the interview）
　面談の環境設定，プライバシーへの配慮。

第2段階：患者の病状認識の評価（Assessing the patient's **p**erception）
　患者がどの程度病状を理解しているか正確に把握する。

第3段階：意思決定に関する患者の希望の確認（Obtaining the patient's **i**nvitation）
　診断，治療，病気についての情報を提供するが，その前に，患者の希望を確認する。

第4段階：患者への情報提供（Giving **k**nowledge and information to the patient）
　知識と情報を分かりやすく説明する。専門用語を使わず，患者が理解できているか細かく確認しながら行う。

第5段階：患者が抱く感情に共感的に対応（Addressing the patient's **e**motion with emphatic responses）
　悪い知らせを伝えられた患者に対して共感的に対応することで，患者を支え信頼関係を築く。

第6段階：今後の方針とまとめ（**S**trategy and summary）
　患者に今後のことを話し合う心の準備ができているか確認した後に，治療計画などを提示する。

まとめ　患者に判断能力がある場合に，インフォームド・コンセントは患者本人に対して行われる。患者の自己決定権を尊重することが重要である。悪い知らせを伝える際には，SPIKESモデルに従って面接を行う。
　医師が患者との良好なコミュニケーションをとる上で，患者の権利について理解しなければならない。次項で患者の権利について考える。

Reference　矢部正浩：日内会誌 96（7）：1512-1514, 2007

正解　問2-1：A／問2-2：C

CASE 3 セカンドオピニオン

患者の要望（診察・転医・紹介）への対処の仕方を説明できる。

Keywords：セカンドオピニオン／リスボン宣言／転院

> 63歳の男性。大腸癌と転移性肝癌で来週手術の予定であるが，他院でのセカンドオピニオンを希望している。

問 3-1 主治医が取るべき行動はどれか。
A 来週手術なので予定を変更できないと断る。
B セカンドオピニオンを受けるため転院を勧める。
C セカンドオピニオンを受けないよう患者を説得する。
D 患者の希望を受け入れ他院でのセカンドオピニオンを受けさせる。
E セカンドオピニオンを受けるならこれ以上診療を継続できないと説明する。

問 3-2 セカンドオピニオンについて記載されているのはどれか。
A ソウル宣言　　　B リスボン宣言　　　C ジュネーブ宣言
D ヘルシンキ宣言　E マドリッド宣言

解法ポイント　セカンドオピニオンについて説明できるようにし，それを規定している世界医師会の指針（リスボン宣言）を理解する。

【問 3-1】　セカンドオピニオンとは，患者が主治医以外の意見を聞いて，それを参考にして治療方針等を決定することである。セカンドオピニオンを受けて主治医を換える転医や転院をする場合もあり得るが，本来は転医や転院を意味するものではない。また，セカンドオピニオンを受けることは患者の権利として認められており，治療のどの段階でも可能である。したがって，A，B，C，E は誤りであり，正解は D である。

【問 3-2】　世界医師会の宣言のうち，ジュネーブ宣言は医の倫理に関する規定で，現代版のヒポクラテスの誓いである。ソウル宣言は医師のプロフェッショナル・オートノミーと臨床上の独立性に関するものであり，ヘルシンキ宣言は人を対象とする医学研究の倫理指針で，マドリッド宣言は医師主導の職業規範に関するものである。リスボン宣言は患者の権利に関する宣言である。この宣言中の「選択の自由の権利」の項に「a. 患者は，民間，公的部門を問わず，担当の医師，病院，あるいは保健サービス機関を自由に選択し，また変更する権利を有する。b. 患者はいかなる治療段階においても，他の医師の意見を求める権利を有する（いかなる治療段階においてもセカンドオピニオンを受ける権利）」との記載がある。したがって，正解は B である。

Minimum Requirement

● 患者の権利に関する WMA リスボン宣言
・序　文
　医師，患者およびより広い意味での社会との関係は，近年著しく変化してきた。医師は，常に自らの良心に従い，また常に患者の最善の利益のために行動すべきであると同時に，それと同等の努力を患者の自律性と正義を保証するために払わねばならない。以下に掲げる宣言は，医師が是認し推進する患者の主要な権利のいくつかを述べたものである。医師および医療従事者，または医療組織は，この権利を認識し，擁護していくうえで共同の責任を担っている。法律，政府の措置，あるいは他のいかなる行政や慣例であろうとも，患者の権利を否定する場合には，医師はこの権利を保障ないし回復させる適切な手段を講じるべきである。
・原　則
1. 良質の医療を受ける権利
2. 選択の自由の権利
3. 自己決定の権利
4. 意識のない患者
5. 法的無能力の患者
6. 患者の意思に反する処置
7. 情報に対する権利
8. 守秘義務に対する権利
9. 健康教育を受ける権利
10. 尊厳に対する権利
11. 宗教的支援に対する権利

『日本医師会ホームページ』（http://dl.med.or.jp/dl-med/wma/lisbon2005j.pdf）

まとめ　セカンドオピニオンを受ける権利を理解することは重要である。また，医師国家試験にはここに記載したヘルシンキ宣言やリスボン宣言など世界医師会の宣言についての問題が出題されている。
　医の倫理に関しては，各規定の特徴を理解する必要がある。次項で，さらに整理して考える。

Reference　サクセス公 9　MIX 36　アラーム 238　R公 94　公みえる 69　　正解　問3-1：D／問3-2：B

CASE 4　治験審査委員会・倫理審査委員会〈IRB〉

医の倫理と生命倫理に関する規範，Hippocrates（ヒポクラテス）の誓い，ジュネーブ宣言，ヘルシンキ宣言等を概説できる。

Keywords：医の倫理／倫理審査委員会／ヘルシンキ宣言

健常者を対象にMRI撮影を行い，骨盤の形状に関する研究を行うことになった。研究開始前に施設内倫理審査委員会による審査を受けることになった。

問4-1 審査に**不要**なのはどれか。
- A　研究計画書
- B　説明同意文書
- C　研究機関要件確認書
- D　研究責任者の履歴書
- E　研究倫理審査依頼書

問4-2 倫理審査委員会による審査について**誤っている**のはどれか。
- A　ヘルシンキ宣言に準拠する。
- B　利益相反の審議が必要である。
- C　社会的利益が被験者の福利に優先する。
- D　臨床研究機関の長の許可を必要とする。
- E　被験者の安全性，個人情報保護，インフォームド・コンセント等に配慮する。

解法ポイント　医療の進歩のために臨床研究は欠かせないが，常に**患者の権利**に配慮しなければならない。

【問4-1】　当該施設が，申請する研究を実施するのに適しているかの調査が必要である（○C）。研究計画書は，必ず添えて提出されなければならない（○A）。責任者の所属などは必要であるが，履歴書は必要ない（×D）。審査の依頼書は，当然，必要である（○E）。実際に被験者本人に説明を経て同意を得る文書を添えなければならない（○B）。

【問4-2】　**ヘルシンキ宣言**は**人間を対象**とする**医学研究の倫理的原則**についての文書である（○A）。BやEはどのような状況下であっても重要である（○B, ○E）。研究責任者は，臨床研究機関の長の許可を受ける必要がある（○D）。社会的利益が明確であったとしても，被験者の福利を害する場合は，臨床研究を継続してはならない（×C）。

Minimum Requirement

● 医の倫理

医の倫理は，各時代背景の影響を受ける中で，変遷を遂げている。

Hippocrates（ヒポクラテス）の誓い：ヒポクラテスは紀元前5世紀にエーゲ海のコス島に生れたギリシャの医師である。それまでの呪術的医療と異なり，健康・病気を自然現象ととらえ，科学に基づいた医学の基礎を作ったことから「医学の祖」と称される。ヒポクラテスの誓いは，最も古い医師の職業倫理について書かれた宣誓文であり，西洋医学教育において，現代まで語り継がれている。二千年以上前に記されたものであり，一部の内容は現代に適さないが，大部分は現在でも医療倫理の根幹を成している。患者の生命と健康保持のための医療を要とし，患者のプライバシー保護，医学教育における徒弟制度の重要性，専門職としての医師の尊厳など多岐にわたる。ヒポクラテスの誓いを現代的な言葉で表したものが第2回世界医師会（WMA）総会で採択されたジュネーブ宣言（1948年9月）である。その後，5回修正がなされ，現在は2006年5月に編集上修正されたものである。

ジュネーブ宣言：医師として，生涯をかけて，人類に奉仕し，師に対して尊敬と感謝の気持ちを持ち続け，良心と尊厳をもって医療に従事し，患者の健康を最優先し，患者の秘密を厳守し，同僚の医師を兄弟とみなし，力の及ぶ限り，医師という職業の名誉と高潔な伝統を守り続けること等を誓うことを宣言している。

ヘルシンキ宣言：正式名称は，「人間を対象とする医学研究の倫理的原則」である。ナチスの人体実験への反省より生じたニュルンベルグ綱領（1947年6月）を受けて，1964年6月にフィンランドの首都ヘルシンキにおいて開かれた第18回世界医師会総会で採択された。その後，9回の修正を経て，現在は2013年10月に修正されたものである。患者・被験者の福利の尊重，自発的・自由意思の尊重，インフォームド・コンセントの必要性，倫理審査委員会の存在，常識的な医学研究であること等が基本原則である。宣言の保護対象は，単にヒトにとどまらず，ヒト由来の臓器・組織・細胞・遺伝子，さらに診療情報を含み，対象者は医学研究に関わる全ての人々とされている。

リスボン宣言：「患者の権利に関する世界医師会リスボン宣言」は，医師および医療従事者，または医療組織が擁護していく上で共同の責任を担っている患者の権利として，1981年9月に，ポルトガルのリスボンで開催された第34回世界医師会総会で採択されたものである。その後2回の修正を受け，現在は2005年10月に編集上修正されたものである。患者の権利として，良質の医療を受ける権利，選択の自由の権利，自己決定の権利，意識喪失患者の代理人の権利，法的無能力者の代理人の権利，患者の意思に反する処置の例外的事例，情報に対する権利，守秘義務に対する権利，健康教育を受ける権利，尊厳に対する権利，宗教的支援に対する権利が，謳われている。

● 倫理審査委員会（IRB）

平成26年12月22日付けで，文部科学省および厚生労働省は，「人を対象とする医学系研究に関する倫理指針」を提示し，その前文には倫理審査委員会の重要性が記載されている。この指針は，人を対象とする医学系研究の実施に当たり，全ての関係者が遵守すべき事項について定めたものである。ただし，医薬品としての承認を目的とする治験の場合は，本指針の対象ではなく，医薬品の臨床試験の実施の基準に関する厚生労働省令に従う。また，研究機関の長は研究実施前に研究責任者が作成した研究計画書の適否を倫理審査委員会の意見を聴いて判断し，研究者等は研究機関の長の許可を受けた研究計画書に基づき研究を適正に実施することが求められる。この指針においては，人を対象とする医学系研究には多様な形態があることに配慮して，基本的な原則を示すにとどめている。研究者等，研究機関の長及び倫理審査委員会をはじめとする全ての関係者は高い倫理観を保持し，人を対象とする医学系研究が社会の理解及び信頼を得て社会的に有益なものとなるよう，これらの原則を踏まえつつ，適切に対応することが求められる。

まとめ　医療の進歩は，最終的には臨床研究に依存せざるを得ない場合が多いが，臨床研究においては，被験者の福利に対する配慮が科学的および社会的利益よりも優先されなければならない。

リスボン宣言では，患者の価値観を尊重すべきことが定められている。これについては次項で学ぶ。

Reference　研究に関する指針について，厚生労働省（http://www.mhlw.go.jp/stf/seisakunitsuite/bunya/hokabunya/kenkyujigyou/i-kenkyu/index.html）
人を対象とする医学系研究に関する倫理指針，文部科学省・厚生労働省（http://www.mhlw.go.jp/file/06-Seisakujouhou-10600000-Daijinkanboukouseikagakuka/0000069410.pdf）

サクセス公 23　　MIX 38　　アラーム 235　　R公 98, 101　　公みえる 73

正解　問4-1：D／問4-2：C

CASE 5　患者の価値観の尊重

患者やその家族の持つ価値観が多様であり得ることを認識し、そのいずれにも柔軟に対応できる。

Keywords：価値観

62歳の男性。検診で異常を指摘されたため上部消化管内視鏡検査を受けたところ、進行胃癌と診断された。諸検査で転移はなく、根治のために胃全摘手術が必要と判断された。主治医が本人に説明したところ、手術を受けることには同意したが、宗教上の理由で、輸血を拒否するとの訴えがあった。

問 5-1 主治医の発言として、適切なのはどれか。

A　ご家族のお考えを聞きましょう。
B　当院では診療を行うことはできません。
C　何か信仰を証明するものを持っていますか。
D　輸血を受けないことにメリットはありません。
E　手術はやめて抗癌剤による治療を行いましょう。

問 5-2 男性に対するこの後の主治医の対応として、適切なのはどれか。**2つ選べ**。

A　侵襲を伴う治療を拒否する。
B　無輸血治療の経験がある医療機関を紹介する。
C　手術を行い、救命のために輸血を行っても、本人には伏せておく。
D　予定通り手術を進め、生命の危機に瀕した際には医師の判断で輸血を行う。
E　無輸血手術の結果不測の事態に陥る可能性があることを記した文書に承諾のサインを求める。

解法ポイント　医療においては患者の自己決定権は尊重されなければならない。その決定が、たとえ主治医が勧められない選択であったとしても、患者の真摯な価値観に基づき、合理的な判断であるならば尊重されなくてはならない。我が国では憲法20条で信教の自由が保障されているが、信仰という重要な信条は患者の価値観の一つである。したがって、宗教的理由で輸血を拒否することは、患者の価値観に基づいた重要な決定と位置づけられる。

【問 5-1】　インフォームド・コンセントはあくまでも患者本人と医療者との間で成立する。したがって、家族の考えを聞いたとしても、本人の意向を無視することはできない。Bのように、特定の宗教の信仰があることで診療一切を拒否することは、医師の応召義務に抵触する。本人の訴えが真摯な信仰に基づくか否かを確認することは、本人の価値観を確認する上でも重要である。なお、宗教上の理由で輸血拒否を訴える患者の多くは、その旨を記したカード等を所持している。したがって、Cが正解である。Dであるが、輸血を受けないことは感染のリスクをなくすことになる。また、無輸血の立場をとる人で死亡率が高いというエビデンスはない。したがって、メリットがないというのは正しい情報提供ではない。本人に対して最善の方法が手術による治療と判断されたのに、輸血を拒否するというだけで、その判断を変え

ること（E）は妥当ではない。あくまでも無輸血で胃全摘術を行うという最善の方法を尽くすべきであろう。

【問5-2】　前記のとおり，無輸血を希望しているからといって，Aのように侵襲を伴う治療一切を拒否することは妥当ではない。例えば，皮膚の小切開や外傷の治療など，一般的には輸血を想定しない侵襲治療は多数ある。応召義務に抵触しかねない。患者にとって最適なのは，無輸血治療の経験が豊富な医師による治療と判断されれば，患者の同意のもとに他の医療機関を紹介することは妥当な対応といえる。Cのように，輸血を行ったことを本人には伏せるなど，患者に対して事実を伏せる，虚偽の説明をするなどは，倫理的にも許容できない。国家試験では**禁忌肢**になることがある。計画では無輸血であっても，ショック状態に陥って，救命のために輸血が必要なこともある。しかし，本人が無輸血を希望して手術に応じた以上は，たとえ，生命の危機に瀕したとしても本人の意思を優先すべきである。このような事態に陥った際に，医師の法的責任を問われることが危惧されるため，Eのように，無輸血手術の結果不測の事態に陥る可能性があることを記した文書に承諾のサインを求めることがある。これは，妥当な対応である。したがって，正解はB，Eである。

Minimum Requirement

- 信仰上の理由から輸血を拒否する意思は人格権の一つとして尊重すべきである（2000年，輸血訴訟の判決，最高裁判所）。
- 医療において患者の価値観を尊重すべきことは，「患者の権利に関する宣言（リスボン宣言）」（世界医師会）に明記されている。
- **リスボン宣言**では，医師が是認して推進するべき患者の主要な権利が明らかにされた（**Case 3**参照）。この中に尊厳の権利や宗教的な援助を受ける権利が明示されている。
- 一般的に，輸血を回避するためには，出血を制御し，自己血を管理使用し，造血作用を促進し，貧血に対する個人の許容力を最大限活用する必要がある。

まとめ　判断能力がある成人患者が，宗教的な理由で輸血を拒否することは，患者の価値観の現れであり，尊重されなければならない。これに向けて医療者は最大限の努力をすべきである。また，輸血を拒否するという理由だけで診療を拒否することは妥当ではない。
様々な倫理原則を実際の医療現場でどのように応用していくか，次項で学ぶ。

Reference　一杉正仁ほか：Dokkyo J Med Sci, **32**（1）：71-74, 2005

サクセス公 6　YN G13　R公 92　公みえる 69　　　正解　問5-1：C／問5-2：B，E

CASE 6　緊急治療の要否

患者が自己決定できない場合の対処方法を説明できる。

Keywords：インフォームド・コンセント／医師の裁量権／患者の自己決定権

> 小学校登校中の男児が道路横断中に車と衝突し，救急搬送された．搬入時，意識清明であったが，その他のバイタルサインの所見からショック状態と判断した．超音波検査で脾臓破裂による腹腔内出血を認め，緊急手術が必要となった．所持品には氏名，年齢（8歳），保護者の連絡先，学校名，かかりつけ医などが記載されていた．

問6-1　緊急手術のインフォームド・コンセントを行うのはどれか．
　A　医　師
　B　看護師
　C　救急救命士
　D　社会福祉士
　E　病院の事務職員

問6-2　保護者と連絡が取れない場合の対応として正しいのはどれか．
　A　緊急手術を行う．
　B　緊急手術を中止する．
　C　患者本人にインフォームド・コンセントを行う．
　D　かかりつけ医に連絡しインフォームド・コンセントを行う．
　E　学校の担任教師に連絡しインフォームド・コンセントを行う．

解法ポイント　救急搬送されたショック状態の小児患者に対して，救命に必要な緊急手術のインフォームド・コンセント（IC）をどうするか判断する状況である．問6-1では，一般的に小児に限らず患者が緊急事態の場合に誰がICを行うべきかを問うている．緊急の場合でも，医療行為を担当する医師がICを行う必要があることを理解する．問6-2では，小児患者の緊急手術の際にICを行うべき保護者と連絡がつかない場合の対応を問うている．患者の生命や身体に重大な危険をもたらすことが明らかな緊急事態の場合では医師の裁量権を優先し，ICは省略されることがある．

【問6-1】　緊急であろうとなかろうと，ICは医療行為を実施しようとする医師が行う（Minimum Requirement）．そもそも，患者の生命に大きな影響を及ぼす緊急時の診断や治療について，医師以外の医療スタッフがICを行うのは困難であり，また，医師と患者（または家族や代理人）との信頼関係構築の視点からも不適切である．したがって，正解はAである．なお，一般的に手術を実施するにあたり医師は手術の内容や危険性などについて事前に適切な説明を行い，患者またはその家族から十分な理解を得る必要があり，そのICの証として手術同意書が作成されている．しかしながら，今回の小児に限らず患者が自己決定できない緊急事態では，家族の来院を待って手術同意書を作成してからでは間に合わず，その場合ICは家族と電話で行わざるを得ない．

【問6-2】　8歳の小児患者では医療行為に対する理解能力（医療行為の内容や危険性を理解する能力）および判断能力（医療行為を受けるかどうか判断する能力）が乏しく，患者本人にICを行うのは困難である．この場合，法的に有効なICは法定代理人（親権者，後見人）から得る

必要がある。法定代理人もいなければ患者の利益を最も反映する親族にICを実施する。したがって，小児患者でもその保護者とICを行わなければならないが，**時間的余裕のない場合では医師の裁量権を認めICは省略されることがある**。特に，心肺停止患者や一刻の猶予もならない患者，保護者と連絡が取れない状況ではICは不要である。本症例は生命の危機に瀕した緊急事態と考えられ，また，医師は保護者に連絡し，ICを行う努力もしていることから，医師の裁量（緊急手術の実施）が認められる。したがって，正解はAである。「患者が緊急事態であるにもかかわらず保護者と連絡がとれない」という理由で，担任教師やかかりつけ医の同意を得て手術を実施するのは常識的にも法的にも許容されず，また，個人情報保護の点からも不適切である。

Minimum Requirement

●インフォームド・コンセント（informed consent：IC）

医師等が医療行為について**適切な説明**を行い，**患者**がその医療行為を**理解し同意**すること。ただし，患者が同意能力を欠く場合には家族や代理人に対しICを行う。

患者の同意能力の有無

患者	同意能力あり	理解能力あり：医療行為の内容・危険性などを理解する能力
		判断能力あり：医療行為を受けるかどうか判断できる能力
	同意能力なし*	未成年，精神疾患，認知症，救急の患者などで医療行為について十分な理解能力および判断能力が認められない者

＊患者の自己決定権を侵害しないよう慎重に判定する

緊急の有無別にみた医療とインフォームド・コンセント（IC）の関係

医療		インフォームド・コンセント（IC）	
		（説明）	（同意）
通常	自己決定権に基づく患者中心の医療	医師	患者 または 家族や代理人
緊急	医師の裁量権に基づく生命尊重の医療	医師	家族や代理人※

※：緊急の場合でも可能な限りICを行う努力をする。**時間的余裕のない場合や心肺停止患者の場合では，事前のICは不要である**。緊急か否かの判断は慎重に行う。

まとめ 患者に同意能力がない場合，医師は家族や代理人に対してICを行う。緊急事態の場合でも可能な限りICを行うが，生命尊重のために医師の裁量権を優先しICは省略されることがある。

本例のような緊急時の対応のほか，終末期医療をめぐる諸問題についても適切な対応が求められる。

Reference　サクセス公 6　MIX 4　アラーム 234　R公 90　公みえる 69　正解 問6-1：A／問6-2：A

CASE 7　尊厳死，リビング・ウィル

尊厳死と安楽死の概念を区別できる。

Keywords：尊厳死／安楽死／リビング・ウィル

37歳の女性。筋萎縮性側索硬化症〈ALS〉と診断された際に，自らの呼吸状態が悪化した際には人工呼吸器をつけずに心肺蘇生を行わないで欲しいと訴えた。

問 7-1　この患者に対する適切な対応はどれか。
- A　そのようなことはできないので，転医を促す。
- B　呼吸状態が悪化してから，どう対応するか決める。
- C　本人に内緒で家族に呼吸状態の悪化した際に人工呼吸器で対応する旨の了承を取る。
- D　本人の治療拒否の旨を診療録に記載だけしておき，呼吸状態が悪化した際には何もしないで死なせる。
- E　患者に対して，まだ自力で動ける間に家族とよく相談し，リビング・ウィルの書面を作成してもらうとともに，医療チームで対応を検討する。

問 7-2　リビング・ウィルと**同義でない**のはどれか。
- A　DNAR
- B　遺言書
- C　事前指示書
- D　尊厳死宣言書
- E　レット・ミー・ディサイド

解法ポイント　本例では患者の治療拒否の要請に対して，どのような対応が必要かを問う問題である。日本では積極的な安楽死は未だ許容されていないが，近年の社会の変化によって尊厳死という概念が広まりつつある。尊厳死とは，患者が人間としての尊厳を害することなく死を迎えるという意味である。消極的安楽死とは厳密に区別されずに用いられてきたが，主に苦痛を取り除くことを目的とする安楽死に対して，無理な延命措置により患者の尊厳が損なわれるのを避けることが尊厳死の目的である場合もある。人間の尊厳とは何かは非常に難しい問題であるが，安楽死と尊厳死は異なる概念とされる。

インフォームド・コンセントの概念が広まるにつれて，尊厳死に関して書面にしたためるリビング・ウィルの概念が広まりつつある。

【問 7-1】　死は不可逆であることからしても，患者の希望通りに「処置をしない」と単に診療録に記載するだけでは，十分とはいえない（×D）。また，本人の自己決定権が重要視される今日，本人に内緒で本人の意に反する対応を取ることは問題である（×C）。さらに，本人からの事前の申し出がありながら，医師として何もしないことは問題である（×B）。少なくとも患者，家族とよく相談するとともに医療チームとして対応を検討することが重要である（○E）。医師の単なる個人的見解として尊厳死を認めていない場合や，対応が面倒という場合に転医を勧めるのは問題がある（×A）。

【問7-2】　DNARは,「Do Not Attempt Resuscitation」のことであり,患者本人または患者の代理人（通常は家族）の希望で,心肺蘇生を行わないことである。本人が重度の障害や疾病で意思表示ができなくなったときを想定して,事前にどのように扱われたいかを記載しておく書類のことであり,事前指示書,尊厳死宣言書,レット・ミー・ディサイド（Let Me Decide）も同様のものである（○A,○C,○D,○E）。遺言書は,遺言という,死後の相続などの法律関係の変動について相続人の生前の意思を反映する制度において,作成される法律上の文書である（×B）。

Minimum Requirement

● 尊厳死
　尊厳死とは,患者が人間としての尊厳を害することなく死を迎えるという意味である。欧米と同様に,リビング・ウィルとして,意思表示をするケースが増えてきている。主に苦痛を取り除くために行われる安楽死とは異なる概念である。

まとめ　医療技術の発達によって生命だけが維持でき,人間の尊厳が保てない状況の患者が増えてきている。尊厳死への対応も日頃から考えておかなくてはならない。
　家族が安楽死を求める状況も考えられる。その際の適切な対応は次項で考える。

Reference　サクセス公 81　MIX 429　アラーム 240　R公 151　公みえる 103　正解　問7-1：E／問7-2：B

CASE 8 　身体的苦痛の緩和

緩和医療における患者・家族の心理を説明できる。

Keywords：積極的安楽死／消極的安楽死

> 68歳の男性。前立腺がんの末期状態で，全身の骨にがん転移がみられる。この患者から「苦痛が激しいので，早く死なせてもらいたい」との訴えがあった。

問 8-1　主治医が取るべき行動はどれか。
- A　殺すことはできないとすぐに断る。
- B　痛みに耐えるように患者を激励する。
- C　塩化カリウムを静注し，死亡させる。
- D　医療スタッフに相談し，解決方法を検討する。
- E　主治医が家族に相談し，許可が出れば筋弛緩薬を投与する。

問 8-2　この患者の疼痛コントロールについて正しいのはどれか。
- A　抗うつ薬には鎮痛効果はない。
- B　除痛のためモルヒネ使用をためらわない。
- C　放射線照射は有痛性骨転移には適応がない。
- D　オピオイド投与は筋肉注射が第一選択である。
- E　抑うつ解消のためアンフェタミン使用をためらわない。

解法ポイント　本例は，臨床現場で遭遇する可能性があるが，いわゆる臨床倫理委員会（HEC）が整備されている病院は少なく，日頃から医師としてこのような場合にどうするのかは考えておかなくてはならない。

【問 8-1】　塩化カリウムを投与して死亡させることは積極的な安楽死であり，嘱託殺人罪（刑法202条）に該当する可能性が高い。行ってはならない（×C）。また，本人のみならず，家族の求めがあったとしても同様である（×E）。

単に断ることや，痛みに耐えるように言うだけでは根本的な解決にならず，患者の訴えを無視することになるので，臨床医としては不適切な対応である（×A，×B）。

主治医一人で考え込んだ末に法的，社会的に許容されない不適切な対応を取ってしまうという結果を防ぐ意味でも，他の医師やコメディカルを交えて対応を検討することが適切である。また，一人では思いつかなかった対応が考えつく可能性もあり，重要である（○D）。

【問 8-2】　抗うつ薬は，鎮痛補助薬として疼痛コントロールに用いられている（×A）。オピオイド投与は，経口が第一選択である（×D）。放射線照射は有痛性骨転移の治療に使用されている（×C）。がん性疼痛ではステージに関係なくモルヒネを含むオピオイド類が使用されている（○B）。覚せい剤の使用は，覚せい剤取締法で禁止されている（×E）。

Minimum Requirement

● 安楽死の分類（カール・エンギッシュの分類）
(1) 生命短縮を伴わずに苦痛を除去する場合（純粋安楽死）
(2) 苦痛緩和のために投与された薬物などの副作用により死期を早めた場合（積極的間接的安楽死または間接的安楽死）
(3) 延命治療の打切りにより死期を早めた場合（消極的安楽死）
(4) 生命を直接断絶した場合（積極的直接的安楽死または積極的安楽死）

● 安楽死許容条件
1) 家族の手による場合：名古屋高判昭和37・12・22高刑集15巻9号674頁の6条件
　①不治の病で死期が切迫していること
　②患者の苦痛が甚だしく，何人も見るに忍びない程度のものであること
　③もっぱら死苦の緩和が目的であること
　④意識が明瞭で意思を表明できる場合には，本人の真摯な嘱託・承諾があること
　⑤原則として医師の手によること，医師以外の場合には首肯しうるに足りる特別な事情があること
　⑥方法が倫理的にも妥当なものと認容しうるものであること
　（もっとも，この要件を満たす安楽死を認めた裁判例はまだない）
2) 医師の手による場合：横浜地判平成7・3・28判時1530号28頁の4条件（東海大付属病院事件）
　①不治の病で死期が切迫していること
　②肉体的苦痛が甚だしいこと
　③積極的安楽死については，患者の明示の要求があること
　④苦痛除去・緩和のため他の医療上の代替手段がないこと

まとめ　患者が安楽死を希望する場面に遭遇する場面は珍しくない。現在の日本では，安楽死を容認する法律はなく，少なくとも積極的安楽死は許されないとされている。患者本人や家族の意向を含め，1人で判断せずにチームで対応することが医事紛争の防止のためにも重要である。

日常診療で判断に戸惑う場合について，次項で考える。

Reference サクセス公 81　MIX 429　アラーム 239　YN M26　R公 142　公みえる 104

正解　問8-1：D／問8-2：B

CASE 9　診療情報の開示

患者情報の守秘義務と患者等への情報提供の重要性を理解し，適切な取扱ができる。

Keywords：情報開示／プライバシー保護／セキュリティー

20歳の女性患者の父親が，娘の診療録と画像のコピーが欲しいと申し出た。

問 9-1　正しいのはどれか。
- A　父親であることが確認できればコピーを渡す。
- B　患者本人の承諾書を持っていればコピーを渡す。
- C　裁判所の許可がないとコピーは渡せないと説明する。
- D　コピーは渡せないが文書での説明は可能だと説明する。
- E　医師には守秘義務があるのでコピーは渡せないと説明する。

問 9-2　診療情報を開示できるのは原則として誰か。**3つ選べ。**
- A　患者本人
- B　任意後見人
- C　法定代理人
- D　患者の会社の上司
- E　患者の加入している保険会社

解法ポイント　日本医師会は，医師が診療情報を積極的に提供することにより，患者が疾病と診療の内容を十分に理解し，医療の担い手である医師と医療を受ける患者とが，協働して疾病を克服し，医師，患者間のより良い信頼関係を築くことを目的として，「診療情報の提供に関する指針」を制定している。国家試験に出題されることも多く，要点を押さえておくことが望まれる。

【問 9-1】　患者など特定の者に対して，診療記録等の閲覧，謄写の求めに応ずることを「診療記録等の開示」と呼び，診療記録等とは「診療録，手術記録，麻酔記録，各種検査記録，検査成績表，エックス線写真，助産録，看護記録，その他，診療の過程で患者の身体状況，病状等について作成，記録された書面，画像等の一切」である。診療記録等の開示を求め得る者は，患者本人であり，患者の同意がないのに，患者以外の者に対して診療記録等を開示することは，医師の守秘義務に反し，法律上の規定がある場合を除き許されない。患者による承諾書は代理権を与えられたものとみなすことができるので，正解はBである。

【問 9-2】　診療記録等の開示を求めることができる者は，Minimum Requirement に示している通り，原則として患者本人，法定代理人，任意後見人である。したがって，正解はA，BおよびCである。

Minimum Requirement

● 診療情報の提供に関する指針

診療記録等の開示を求めることができる者は，原則として次のとおりである。

(1) 患者が成人で判断能力がある場合は，**患者本人**
(2) 患者に法定代理人がある場合は，**法定代理人**。ただし，満15歳以上の未成年者については，疾病の内容によっては本人のみの請求を認めることができる
(3) 診療契約に関する代理権が付与されている**任意後見人**
(4) 患者本人から**代理権を与えられた親族**
(5) 患者が成人で判断能力に疑義がある場合は，**現実に患者の世話をしている親族およびこれに準ずる縁故者**

『診療情報の提供に関する指針』【第2版】（日本医師会雑誌，第128巻，第10号付録，平成14年11月15日発行）

まとめ 　診療情報の開示については，医師国家試験でも第108回C-1問題に，診療情報を第三者に開示する際の個人情報の保護についての問題が出題された。

出題例

108C-1　診療情報を第三者に開示する際の個人情報の保護として適切なのはどれか。
　　　a　保険会社の同意が必要である。
　　　b　利用目的の特定は不要である。
　　　c　死者の情報の保護は不要である。
　　　d　特定機能病院では本人の同意は不要である。
　　　e　法に基づく保健所への届出に本人の同意は不要である。

（正解　e）

医師は臨床現場において関連する法律を理解した上で判断することが求められる。次項では，代表的な法律である医師法について学ぶ。

Reference　サクセス公 28　MIX 36　アラーム 237　R公 94　公みえる 70

正解　問9-1：B／問9-2：A, B, C

CASE 10 医師法

医師法における医師の法的義務を列挙し，例示できる．

Keywords：臨床研修義務／守秘義務／診断書交付義務／応召義務／異状死体の届出義務／
療養方法の指導義務／診療録の記載義務／診療録の保存義務

内科の有床診療所に，診療時間外の夜間，血まみれの男性が来院し，診てほしいと言っている．包丁で手を3cm切ったという．

問 10-1 医師としての適切な対応はどれか．
A　診療時間外なので断る．
B　内科が専門であるので断る．
C　非常勤の当直であるので断る．
D　忙しいので看護師に対応させる．
E　診察後，外科医のいる救急病院を紹介する．

問 10-2 前問の対応を規定している法律はどれか．
A　刑法　　　　　B　憲法　　　　　C　医師法
D　医療法　　　　E　健康増進法

解法ポイント　本例は，医師法で規定された医師の義務のうち，応召義務に関する出題である．医師法19条1項は，「診療に従事する医師は，診察治療の求めがあった場合には，正当な事由がなければこれを拒んではならない」と規定する．この「**正当な事由**」が何かがポイントとなる．厚生労働省の通知によれば（S24.9.10 医発第752号，S30.8.12 医収第755号，S49.4.16 医発第412号），正当な事由か否かはそれぞれの具体的な場合において，社会通念上健全と認められる道徳的判断によって，決せられるべきとされている．例として，①診療時間外であって，かつ軽症な患者の診療拒否，②地域で休日夜間診療体制が整っており，かつ軽症である患者の診療拒否，③医師の不在，病気で事実上診療が不可能な場合，④標榜診療科以外に属する疾患であり，患者が了承した場合（了承せず，依然として診療を求める場合は，できるだけのことをしなくてはならない）．最近の裁判例では，東京地裁平成17〈2005〉年11月15日判決は，「診療拒否によって症状が悪化したという事情があればともかく，単なる診療を受けられるという期待そのものが法律上保護されるべき利益といえるかには疑問がある」として，診療拒否そのものによる損害賠償の請求ができるわけではないことを示した．また，東京地裁平成26〈2014〉年5月12日判決は「原告と被告との間の信頼関係は適切な医療行為を期待できないほどに破壊されていることからすれば，原告は被告の診察の求めを拒否する正当事由があるというべき」と示してもいる．

【問 10-1】　「診療時間外」（×A），軽傷事案での「専門外」（×B），常勤・非常勤といった「勤務形態による拒絶」（×C）といったことは正当事由とはいえないとされている．まして，診察をせずに医師以外のコメディカルに任せる（×D）のは，言語道断である．したがって，診た上で，適切な加療ができる病院を紹介するのが正解である（○E）．

【問 10-2】 応召義務を規定している法律は，医師法（19条1項）である（×A，×B，○C，×D，×E）。

Minimum Requirement

● 医師の義務

医師法上規定されている医師の義務には様々なものがある。なお，条文を青で示したものは，罰則規定（医師法では50万円以下の罰金）が規定されている。

* **臨床研修義務**（医師法16条の2）：医師は診療に従事する際に2年以上の臨床研修を大学病院か厚生労働大臣が指定する病院で受けなくてはならない。
* **守秘義務**（刑法134条）：医師またはこの職にあった者が，正当な理由がないのに，その業務上取り扱ったことについて知り得た人の秘密を漏らしたときは，6か月以下の懲役または10万円以下の罰金に処すると規定されている。この「正当な事由」に関しては，非常に狭いと解釈されており，法令で明記されている場合や裁判所等の公的機関の命令に基づく場合に限られるといわれている。
* **応召義務**（医師法19条1項）：診療に従事する医師は，診察治療の求めがあった場合には，正当な事由がなければ，これを拒んではならない。
* **診断書交付義務**（医師法19条2項）：診察もしくは検案をし，または出産に立ち会った医師は，診断書もしくは検案書または出生証明書もしくは死産証書の交付の求めがあった場合には，正当の事由がなければ，これを拒んではならない。
* **異状死体の届出義務**（医師法21条）☞ Case 13, 28 参照
* **処方箋交付義務**（医師法22条）：医師は，患者に対して薬剤を（調剤して）投与する必要があると認めた場合には，原則患者または看護しているものに処方箋を交付しなくてはならない。ただし，患者や看護しているものが不要である旨を申し出た場合や，処方箋を交付することが治療を阻害することになる場合，治療方針が決定していない場合，応急措置として薬剤を投与する場合などであれば，処方箋を交付する必要はない。
* **療養方法の指導義務**（医師法23条）：診察を行った場合には，本人またはその保護者に対して，療養の方法やその他保健の向上に必要な指導を行わなくてはならない。
* **診療録の記載義務**（医師法24条1項）☞ Case 11 参照
* **診療録の保存義務**（医師法24条2項）☞ Case 11 参照

まとめ 応召義務に関しては，罰則規定がないが，正当事由は非常に狭く解釈されており，厳しい。それは，業務独占（医師法17条）によって医師以外のものが医療行為を行うことが禁止されているため，少々の理由では診療拒否すべきでないということや，医師が社会的に重要な役割性を担っているということからきている。

応召義務を含めて，医師の義務を全体的に理解，把握することが重要である。

医師ではなく，医療施設等について定めている法律（医療法）について次項で学ぶ。

Reference サクセス公 12 ／ MIX 34 ／ アラーム 73 ／ R公 110 ／ 公みえる 77　　正解　問 10-1：E／問 10-2：C

CASE 11 診療録・医療記録の管理と保存

情報管理の原則（情報開示，プライバシー保護，取扱い倫理，セキュリティー）を説明できる。

Keywords：診療録および医療記録の保存／医師法／医療法

病院の新築工事に伴い書類を整理していたところ，4年前に死亡した患者の診療録とエックス線写真を保管していた。

問11-1 これらを処分できるか。
- A どちらも処分できる
- B どちらも処分できない。
- C 診療録は処分できるがエックス線写真は処分できない。
- D 診療録は処分できないがエックス線写真は処分できる。
- E 病院の規模によって処分できる場合とできない場合がある。

問11-2 診療録の保存を規定している法律はどれか。
- A 刑法
- B 医師法
- C 医療法
- D 健康保険法
- E 個人情報保護法

解法ポイント 診療録や診療記録について理解し，それを規定している法律を理解する。

【問11-1】 診療録の保存を規定している法律は医師法であり，第24条第2項に診療録の5年間の保存について記載されている。一方，エックス線写真は医療法第21条，第22条ならびに医療法施行規則第20条，第21条，第22条に2年間の保存義務が記載されている。したがって，診療録は処分できないがエックス線写真は処分できるので，正解はDである（×A，×B，×C，○D，×E）。

【問11-2】 診療録の保存を規定している法律は医師法である。一方，エックス線写真の保存については医療法ならびに医療法施行規則に記載されている。したがって，正解はBである（×A，○B，×C，×D，×E）。

Minimum Requirement

● 医師法
第24条 医師は，診療をしたときは，遅滞なく診療に関する事項を診療録に記載しなければならない。
2 前項の診療録であって，病院または診療所に勤務する医師のした診療に関するものは，その病院または診療所の管理者において，その他の診療に関するものは，その医師において，5年間これを保存しなければならない。

● **医療法**

第 21 条 病院は，～（略）～次に掲げる～（略）～記録を備えて置かなければならない。
　9　診療に関する諸記録
第 22 条 地域医療支援病院は，～（略）～次に掲げる～（略）～記録を備えて置かなければならない。
　2　診療に関する諸記録／3　病院の管理および運営に関する諸記録
2　特定機能病院は，～（略）～次に掲げる～（略）～記録を備えて置かなければならない。
　3　診療に関する諸記録
3　臨床研究中核病院は，～（略）～次に掲げる～（略）～記録を備えて置かなければならない。
　3　診療および臨床研究に関する諸記録

● **医療法施行規則**

第 20 条　法第 21 条第 1 項第 2 号から第 6 号まで，第 8 号，第 9 号および第 11 号の規定による施設および記録は，次の各号による。
　（10）診療に関する諸記録は，過去 2 年間の病院日誌，各科診療日誌，処方せん，手術記録，看護記録，検査所見記録，エックス線写真，入院患者および外来患者の数を明らかにする帳簿ならびに入院診療計画書とする。
第 21 条の 5　法第 22 条第 1 号から第 8 号までの規定による施設および記録は，次のとおりとする。
　（2）診療に関する諸記録は，過去 2 年間の病院日誌，各科診療日誌，処方せん，手術記録，看護記録，検査所見記録，エックス線写真，紹介状，退院した患者に係る入院期間中の診療経過の要約および入院診療計画書とする。
第 22 条の 3　法第 22 条の 2 第 2 号から第 4 号までの規定による施設および記録は，次のとおりとする。
　（2）診療に関する諸記録は，過去 2 年間の病院日誌，各科診療日誌，処方せん，手術記録，看護記録，検査所見記録，エックス線写真，紹介状，退院した患者に係る入院期間中の診療経過の要約および入院診療計画書とする。

● 法令上作成保存が求められている書類（抜粋）

作成者	作成すべき書類	根拠条文	保存期間
医　師	診療録	医師法	5年間
歯科医師	診療録	歯科医師法	5年間
助産師	助産録	保健師助産師看護師法	5年間
薬剤師	調剤録	薬剤師法	3年間
病　院	病院日誌／各科診療日誌／処方せん／手術記録／検査所見記録／エックス線写真／入院患者・外来患者の数を明らかにする帳簿	医療法	2年間
保険医療機関	療養の給付の担当に関する帳簿，書類その他の記録	保険医療機関及び保険医療養担当規則	3年間
保険薬局	療養の給付に関する処方せん，調剤録	保険薬局及び保険薬剤師療養担当規則	3年間

まとめ　医師国家試験には異状死体の届出，診療録の保存等の医師法に関する問題，特定機能病院や医療計画等医療法に関する問題，守秘義務や診断書への虚偽記載の禁止に関する問題が出題されている。

出題例
110C-12 診療に関する諸記録について誤っているのはどれか。
a　検査所見記録は医療法に定められている。
b　退院時要約は外来診療との連携に活用される。
c　処方箋は調剤済みとなった時点で破棄される。
d　診療録は電子カルテとして保存することも可能である。
e　入院診療計画書には予定する検査，手術および投薬を記載する。

（正解　c）

診療のみならず，研究においても守るべきルールがある。次項で学ぶ。

Reference　サクセス公 27　MIX 35　アラーム 74　R公 129　公みえる 90　　正解　問11-1：D／問11-2：B

CASE 12 医師の職業倫理指針

臨床研究の利益相反について説明できる。

Keywords：利益相反／研究不正／ヘルシンキ宣言

人を被験者とした，降圧薬 X と Y の比較臨床試験を，医師主導で実施することになった。研究費は降圧薬 X を製造販売している製薬会社から提供されていた。

問 12-1　正しいのはどれか。
- A　利益相反状態にあるので，臨床試験を行うことはできない。
- B　利益相反状態にはないが，倫理的に臨床試験を行うことはできない。
- C　利益相反状態にあるが，一定の条件を満たせば臨床試験の実施は可能である。
- D　利益相反状態にはないので，一定の条件を満たせば臨床試験の実施は可能である。
- E　利益相反状態に関係なく，研究を実施する医師が製薬会社から研究費以外の謝金を受け取らなければ，臨床試験の実施は可能である。

問 12-2　臨床試験の結果，実際には X と Y では効果に差はなかったが，データを操作して X の方が有効であるという結論の論文を作成し学術雑誌に投稿した。
この行為は何にあたるか。
- A　改ざん　　B　盗用　　C　捏造　　D　剽窃　　E　二重投稿

解法ポイント　日本医師会ホームページに，「利益相反とは一般的には，ある行為が，一方の利益になると同時に，他方の不利益になるような行為をいう。法律的には，様々な利益相反行為が禁止ないし制限されているが，医療との関係では，臨床研究における利益相反行為が重要である」との記載がある。2004〈平成 16〉年に日本医師会が刊行した『医師の職業倫理指針』の中に「臨床研究に係る利益相反」の項がある。利益相反は，臨床研究を行う上で重要視されてきており，その内容をしっかり理解しておくことが望ましい。

【問 12-1】　本事例は典型的な利益相反状態であるといえるが，利益相反状態にあること自体は問題ではなく，適切に管理しているかが問題となる。世界医師会が策定した「人間を対象とする医学研究の倫理的原則」であるヘルシンキ宣言の中に，利益相反に関する事項として，「研究計画書への利益相反の記載，被験者への起こり得る利益相反の説明，刊行物への利益相反の明示」が義務づけられている。これらを満たせば利益相反状態にある研究の実施は可能である。さらに具体的には，文部科学省および厚生労働省が策定した我が国の医学研究の指針である「人を対象とする医学系研究に関する倫理指針」によれば，今回のような事例では，研究費が降圧薬 X の製造販売をしている製薬会社から提供されているという事実を研究計画書に明記し，倫理審査委員会の承諾を得て，モニタリングや監査をしっかり行って研究を進めれば，研究の実施は可能である。したがって，正解は C である。

【問 12-2】　利益相反はその状態自体が問題ではなく，研究者や企業の利益と被験者の利益が衝突した際に，被験者保護のためのインフォームド・コンセントが不十分になることや研究者や企業の利益のために研究不正が行なわれるという問題点が挙げられる。2014〈平成 26〉年 8 月に

文部科学省が大臣決定として「研究活動における不正行為への対応等に関するガイドライン」を策定した。そのなかに特定不正行為として、**Minimum Requirement**に示した通り、捏造、改ざん、盗用の3つが挙げられている。今回の行為はこの中の改ざんに相当し、正解はAである。剽窃とは他人の文章・語句・説などを盗んで使うことであり、盗用の一部である。また二重投稿とは他の学術雑誌等に既発表または投稿中の論文と本質的に同じ内容の論文を投稿する行為である。

Minimum Requirement

●「研究活動における不正行為への対応等に関するガイドライン」で規定された特定不正行為
(http://www.mext.go.jp/b_menu/houdou/26/08/__icsFiles/afieldfile/2014/08/26/1351568_02_1.pdf)

① 捏 造：存在しないデータ、研究結果等を作成すること。
② 改ざん：研究資料・機器・過程を変更する操作を行い、データ、研究活動によって得られた結果等を真正でないものに加工すること。
③ 盗 用：他の研究者のアイデア、分析・解析方法、データ、研究結果、論文または用語を当該研究者の了解または適切な表示なく流用すること。

まとめ 　臨床研究の利益相反は、ディオバン事件以来一般の人からも注目を集めており、医師国家試験でも第109回F-1問題に医師に係る利益相反についての問題が出題された。利益相反とは何か、なぜ問題になるのか、さらに関連する倫理指針等を把握しておく必要がある。

出題例
109F-1 医師に関わる利益相反について正しいのはどれか。
　　a　少額の寄付金では発生しない。
　　b　罰則規定が医師法に記載されている。
　　c　関連する情報は原則として公開しない。
　　d　患者と家族の対立した利益を調整することである。
　　e　医師の私的利益と社会的役割が衝突することである。

　　　　　　　　　　　　　　　　　　　　　　　　　　　　　　　　　　　　　（正解　e）

医師が行ったことが法律に抵触する場合に罰せられることがある。これについて次項で学ぶ。

CASE 13 医師の責務

医療現場における報告・連絡・相談と記録の重要性や，診療記録改竄の違法性について説明できる。

Keywords：虚偽診断書記載

59歳の男性。会社の経営者である。高血圧と糖尿病の診断で近医に通院中である。某日，自宅で死亡しているとの連絡が家族からあり，主治医が直ちに往診した。布団の上に仰向けで寝かされていたが，すでに関節の硬直がみられ前頸部から左右耳介後方にかけて索状痕があった。家族に尋ねると，首を吊っているのを発見したという。その後，会社の経営に影響が出るので心臓病で亡くなったことにして欲しいと頼まれた。主治医は急性心筋梗塞で病死した旨の死亡診断書を交付した。

問 13-1 主治医の行為はどの法律に抵触するか。**2つ選べ。**
  A 刑法   B 医師法   C 医療法
  D 刑事訴訟法 E 労働安全衛生法

問 13-2 本来，主治医がまず取るべき対応はどれか。
  A 救急病院へ搬送する。   B 死体検案書を発行する。
  C 所轄警察署に届け出る。   D 司法解剖の手続きを行う。
  E 首を吊っていた状態に戻す。

解法ポイント 医師が，自殺で死亡した男性の死因を病死として虚偽の記載を行った診断書を発行した。これは，公務所に出すべき書類に虚偽の記載をしたことになるので，刑法による虚偽診断書作成・行使罪に相当する。

【問 13-1】 まず，頸部に索状痕があることから，異状死体である。したがって，医師法第21条に則って，所轄警察署に異状死の届け出を行わなければならない。その後，求めに応じて死体検案が行われ，死体検案書が発行される。本例では，男性の死因は縊死と推定され，死因の種類は自殺と考えられる。これを，意図的に病死と記載したことは，明らかな虚偽記載である。特に死亡診断書／死体検案書は死亡届と対になっており，市町村の戸籍係に提出する書類（公務所に提出すべき書類）である。したがって，刑法虚偽診断書作成・行使罪にあたる。以上より，正解はA，Bである。

【問 13-2】 関節の硬直がみられていることから，死の確徴があると判断される。したがって，救命行為は不要である。外表の観察で索状痕があることは，「異状」があることを示す。したがって，まず所轄警察署に届け出る。死体検案書の発行は，求めに応じて行った検案終了後に発行するものである。仮に，司法解剖が必要と判断された場合には，裁判所に鑑定処分許可状を請求するが，手続きを行うのは警察官あるいは検察官であり，医師が行うことではない。また，家族が，縊死している状態から布団に遺体を移したからといって，警察官が臨場する前にこれを元に戻すことは，遺体に新たな修飾が生じる可能性があるので，望ましくない。したがって，正解はCである。

Minimum Requirement

- 虚偽診断書作成罪（刑法第160条）は，医師が公務所に提出すべき診断書，死体検案書，死亡診断書に虚偽の記載をした場合に成立する。
- 国公立の機関に勤務する医師などが公務員の資格で診断書／検案書に虚偽の記載をした場合には，刑法第160条ではなく**第156条**の**虚偽公文書作成罪**が適用される。
- 診断書／検案書の虚偽記載により診療報酬や保険金といった財政上不法の利益を得た場合には**刑法第246条**の**詐欺罪**に相当する。
- 自ら診察／検案しないで診断書／検案書を作成した場合には，**医師法第20条（無診察診断書類作成の禁止）**違反となる。なお，医師法第20条の診断書は虚偽診断書作成罪と異なり，公務所に提出すべき書類に限らない。民間に提出する診断書等も対象となる。
- 診療もしくは検案をし，または出産に立ち会った医師は，診断書もしくは検案書または出生証明書の交付の求めがあった場合には，正当な事由がなければこれを拒んではならない（**医師法第19条，応召義務**）。

- **医師憲章**（米国と欧州内科学会が作成）

［基本原則］　・患者の健康利益の最優先
　　　　　　・患者の自律性
　　　　　　・社会正義

［医療専門職としての責務］
　　　・医療専門職としての能力についての責務
　　　・患者に忠実である責務
　　　・患者の秘密を守る責務
　　　・患者との適切な関係を維持する責務
　　　・医療の質を向上させる責務
　　　・医療へのアクセスを向上させる責務
　　　・医療資源の適正な配置を行う責務
　　　・科学知識への責務
　　　・利益相反に適正に対処し信頼を維持する責務
　　　・医療専門職の責務

まとめ　医師は，診療や検案を行った際には，正当な事由がなければ診断書や検案書の交付を拒んではならない（医師法第19条）。公務所に提出すべき診断書，死体検案書，死亡診断書に虚偽の記載をした場合に抵触するのは虚偽診断書作成・行使罪（刑法第160, 161条）または虚偽公文書作成・行使罪（刑法第156, 157条）である。また，診断書の虚偽記載により財産上不法の利益を得た場合には詐欺罪（刑法第246条）に抵触する。自ら診察（検案）せずに診断書（検案書）を交付した際には医師法違反（第20条）となる。

医師のみならず，医療従事者の行為についても，関連する法律で定められている。

Reference　一杉正仁 編：医師のためのオールラウンド医療文書 書き方マニュアル，メジカルビュー社，2015

CASE 14　医行為と診療補助行為

医療チームの構成や各構成員（医師，歯科医師，薬剤師，看護師，その他の医療職）の役割分担と連携・責任体制について説明し，チームの一員として参加できる。

Keywords：医行為／診療補助行為／チーム医療

62歳の女性。脳腫瘍の精査のため頭部造影MRI検査を施行することとなった。検査日，患者は徒歩で入室し，診察台の上に仰臥位となった。意識は清明で，SpO_2 99%（room air）。造影剤投与のため末梢静脈路確保を行うこととなった。

問 14-1 医師の指示の下で末梢静脈路確保を行うことができる職種はどれか。
- A　看護師
- B　救急救命士
- C　臨床検査技師
- D　臨床工学技士
- E　診療放射線技師

問 14-2 末梢静脈路を確保し，MRI撮影を行うこととなった。医師の指示の下で撮影を行うことができる職種はどれか。**3つ選べ**。
- A　看護師
- B　救急救命士
- C　臨床検査技師
- D　臨床工学技士
- E　診療放射線技師

解法ポイント　コメディカルスタッフの役割と各々が法律上行うことができる行為について問うている。

【問 14-1】　末梢静脈路確保は診療補助行為であり，医師の指示の下に診療補助行為が行えるのは看護師であるため，正解はAとなる。救急救命士は「重度傷病者が病院または診療所に搬送される間」に「症状の著しい悪化を防止し，またはその生命の危機を回避するために緊急に必要」な医療行為を行うことが認められているが，今回の患者にはあてはまらず不適当である。臨床検査技師は検体採取のために末梢静脈から採血を行うことはできるが今回のような造影剤投与のための末梢静脈路を確保することはできない。臨床工学技士は医師の指示の下に生命維持管理装置の管理と保守点検を行うことが業務であるため不適当である。診療放射線技師は医師の指示の下に患者に放射線を照射することが業務であるためこれも不適当である。

【問 14-2】　MRI撮影は放射線を使用しない診療補助行為であるため看護師は医師の指示の下で施行可能である（○ A）。診療放射線技師は放射線を照射する検査のほか，MRI撮影や超音波検査，眼底撮影などの画像検査を医師の指示の下に施行することができる（○ E）。臨床検査技師は放射線を扱わない生理学的検査を施行することができ，MRI撮影は含まれる（○ C）。よって正解はA，C，Eである。

Minimum Requirement

● コメディカルスタッフ
コメディカルスタッフの役割と，各検査を施行できる職種を理解する。
・代表的なコメディカルスタッフとその役割
  薬　剤　師……………調剤および医薬品の供給，薬事衛生を担う（薬剤処方は原則不可）。
  看　護　師……………療養上の世話および診療補助行為を行う。
  臨床検査技師…………医師の指示の下，各種検体検査（およびそのための採血），生理学的検査を行う。
  診療放射線技師………医師の指示の下，診断・治療のために人体に放射線を照射する。
  救急救命士……………重度傷病者が病院または診療所に搬送される間に症状の著しい悪化を防止し，またはその生命の危険を回避するために緊急に必要な医療行為を行う。
  言語聴覚士〈ST〉……音声機能や言語機能，聴覚機能，嚥下機能に問題のある患者に対して発声訓練，嚥下訓練などのリハビリを行う。
  理学療法士〈PT〉……身体障害者に対して理学療法を行い基本的動作能力の回復を目指す。
  作業療法士〈OT〉……身体・精神障害者に対して作業療法を行い日常生活動作の自立，社会適応能力の回復を目指す。
  臨床工学技士〈ME〉…医師の指示の下，生命維持管理装置（人工呼吸器・血液浄化装置など）の操作および保守点検を行う。
・代表的な検査および手技と医師の指示の下それを施行できる職種
  採　血…………………看護師，臨床検査技師
  末梢静脈路確保………看護師，（救急救命士）
  CT 検査………………診療放射線技師
  MRI，超音波検査，無散瞳眼底撮影
  　　……………………看護師，臨床検査技師，診療放射線技師

まとめ　医療は医師だけでなく多職種のスタッフによるチーム医療により成り立っている。各職種の役割と実際の医療現場において法律的に認められる行為を理解しよう。
　臨床試験も，コメディカルスタッフの協力を得て進められる。

Reference　保健師助産師看護師法（http://law.e-gov.go.jp/htmldata/S23/S23HO203.html）
　臨床検査技師等に関する法律（http://law.e-gov.go.jp/htmldata/S33/S33HO076.html）
　診療放射線技師法（http://law.e-gov.go.jp/htmldata/S26/S26HO226.html）

（サクセス公）19　（アラーム）78　（R公）204　（公みえる）78　　正解　問14-1：A／問14-2：A，C，E

CASE 15　GCP〈医薬品の臨床試験実施の基準〉

臨床研究，臨床試験，治験と市販後臨床試験の違いを概説できる。

Keywords：治験／臨床研究コーディネーター

> 56歳の男性。糖尿病で通院中であるが，主治医から糖尿病治療薬（新薬）の臨床試験についての説明を受けた。この患者は臨床試験について詳細な説明を求めている。

問 15-1 医師の説明時に留意すべき事項として**誤っている**のはどれか。
- A　個人情報を保護する。
- B　科学的妥当性がある。
- C　ヘルシンキ宣言を遵守する。
- D　被験者の意思や人権を尊重する。
- E　健康被害は過失の場合のみ補償する。

問 15-2 患者は臨床試験に参加することになり，臨床研究（治験）コーディネーターから説明を受けることになった。
臨床研究コーディネーターの対応として適切なのはどれか。
- A　患者本人にのみ説明する。
- B　費用負担の説明には関係しない。
- C　治験医師の希望に沿った説明を行う。
- D　被験者が守るべき事項について説明する。
- E　可能性の低い有害事象については説明の必要がない。

解法ポイント　医療の進歩に新薬の開発は欠かせない。**新薬の臨床試験（治験）**を実施する際に守るべきルールを **GCP**（Good Clinical Practice）という。臨床試験（治験）は，**責任医師，分担医師，治験協力者**などで構成された**チーム**によって行われる。治験協力者は**治験コーディネーター**とも呼ばれる。

【問 15-1】　医薬品の臨床試験の実施の基準に関する省令（J-GCP：Japanese-Good Clinical Practice）は，人を対象とする治験の計画，実施，記録および報告に関し，その倫理的，科学的および透明性の質を確保するための国際的な基準である ICH-GCP（International Conference on Harmonization of Technical Requirements for Registration of Pharmaceuticals for Human Use-**GCP**）に準拠して作成されている。この基準を遵守することによって，被験者の権利，安全および福祉がヘルシンキ宣言に基づく原則に沿った形で保護されること，また臨床試験（治験）データが信頼できることが公に保証される。A～Dは妥当である（○A，○B，○C，○D）。治験に関する健康被害は，たとえ過失がなくても補償されるため，誤っているのはEである（×E）。

【問 15-2】　治験において，患者に薬の飲み方や採血，来院予定を説明するのは，治験責任医師のサポートを行う，臨床研究（治験）コーディネーターである。説明は，家族を交えて，患者本人に説明する（×A）。治験医師の希望に沿った説明ではなく，科学的客観性をもった説明を行う（×C）。費用負担に関する説明もコーディネーターの説明の範囲に含まれる（×B）。被験者が守るべき事項についても，わかりやすく説明する（○D）。たとえ可能性が低くても，起こり得る有害事象については説明を行い（×E），患者の意思決定（インフォームド・コンセント）が十分なされるように努力する。正解は，Dである。

Minimum Requirement

● 治験（ちけん）
　治験とは，医薬品もしくは医療機器の製造承認のための臨床試験（Clinical Trial/Study）のことであり，言葉の由来は定かではないが「治療試験」または「治療薬の開発のための試験」の略称といわれている。人を対象とする研究であり，①治験薬（医薬品としての承認を目的とした化合物）の臨床的，薬理学的および（または）その他の薬力学的効果の検出または確認，②治験薬の副作用の確認，③治験薬の安全性および（または）有効性を確認するための治験薬の吸収，分布，代謝および排泄の検討等を目的とするものである。
　治験には，企業主導と医師主導の2つの形態がある。動物を使用した非臨床試験（前臨床試験）により薬の候補物質もしくは医療機器の安全性および有効性を検討し，安全で有効な医薬品もしくは医療機器となりうることが期待される場合に行われる。
　実施体制は，治験責任医師，治験分担医師，治験協力者などで構成され，これらの業務を行うためには，治験ごとにあらかじめ実施医療機関内に設置された治験審査委員会の承認を得なければならない。治験責任医師とは，治験の実施に関して責任を有する医師または歯科医師のこと。各治験ごと，各医療機関ごとに1人ずつ存在する。治験分担医師とは，治験責任医師の指導の下で治験に係る業務を分担する医師または歯科医師のことであり，1つの治験に何人いてもよい。
　治験協力者は，治験コーディネーター（CRC：Clinical Research Coordinator）とも呼ばれ，治験責任医師または治験分担医師の指導の下，治験業務に協力する者のことであり，通常，看護師，薬剤師，臨床検査技師などの医療関係者が治験協力者となる。インフォームド・コンセント取得補助，治験のスケジュール管理，治験中の患者のサポート，症例報告書作成補助など，治験において果たす役割は極めて大きい。

● 治験審査委員会（IRB＝Institutional Review Board）（**Case 4** 参照）
　治験実施機関が治験を実施する際に厚生労働省に届け出た治験デザインを審査する中立的な組織で，治験の倫理性，安全性，科学的妥当性を審査する委員会である。構成委員は，医師や薬剤師，弁護士，教員などの専門家のほか，一般人も加わって，治験実施基準（GCP省令）に沿って，治験実施の可否を検討し，治験開始後は定期的に審査を行う。被験者から文書によるインフォームド・コンセントを得るための方法や資料を審査し，承認する。
　治験審査委員会には院内設置審査委員会と中央審査委員会（CIRB）がある。IRBは，日本における治験の基準である **GCP省令**（臨床試験の実施の基準に関する省令）において定められている。

● 盲検試験（blind test）
　単盲検法は通常，被験者が割付けの内容を知らされないこと。二重盲検法（double blind test）は被験者，治験責任医師，モニター，および一部の事例ではデータ解析者が割付けの内容を知らされないことを意味する。

● 非盲検試験（open-label study, non-blind study）
　被験者にどの試験治療が割付けられたかが医師，被験者，スタッフ全員に知られている試験。

● 治験の3段階

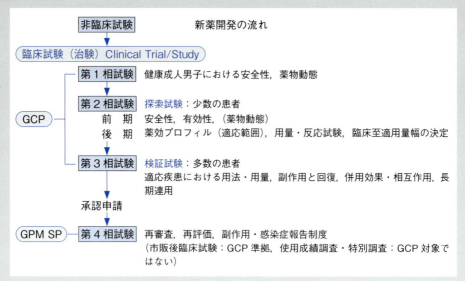

治験は第1相から第3相までの3段階で行われる。

- **第1相試験（フェーズ1）**：自由意思に基づき志願した健常成人を対象とし，被験薬を少量から段階的に増量し，被験薬の薬物動態（吸収，分布，代謝，排泄）や安全性（有害事象，副作用）について検討する。動物実験（非臨床試験）の結果をうけてヒトに適用する最初のステップであり，安全性を検討する上で重要なプロセスである。
- **第2相試験（フェーズ2）**：比較的軽度な少数例の患者を対象に，安全性・有効性・薬物動態などの検討を行う探索試験である。多くは，次相の試験で用いる用法・用量を検討するのが主な目的である。
- **第3相試験（フェーズ3）**：上市後に実際に使用するであろう患者を対象に，有効性の検証や安全性の検討を主な目的として，より大きな規模で行われるのが第3相である。
- **第4相試験（フェーズ4）・「市販後臨床試験」**

薬は，治験を行い厚生労働省に厳格な審査を受け，「安全で十分に効果のある薬」との承認を経て，初めて市販され，病気の治療薬として使われる。薬が一旦市販されると，治験を行った時よりも薬を内服する患者が急激に増え，治験では分からなかったその薬の効果や副作用が発生する場合がある。そのため，市販された後も，継続的に効き目や副作用に関する情報検証をし，評価・分析し続け，今後の医療に反映していくのが市販後臨床試験（第4相試験）である。

まとめ　新薬開発は，患者の生命を救うために，日進月歩である。医師としてできうる限りの協力が望まれる。

医薬品医療機器等法は関連法規の一つとして理解していただきたい。他の法律も同様である。

Reference　サクセス公 24　MIX 38　アラーム 235　R公 100　公みえる 73　正解　問15-1：E／問15-2：D

※御助言をいただきました京都大学医学部附属病院薬剤部長/教授 松原和夫先生に深謝申し上げます。

CASE 16 感染症の予防及び感染症の患者に対する医療に関する法律〈感染症法〉による届け出義務

医療関連法規に定められた医師の義務を列挙できる。

Keywords：HIV 感染

> 25 歳の男性。不特定多数との性行為の経験があったため，心配になって保健所で HIV 抗体のスクリーニング検査を受けた。その結果，陽性と判断されたため来院した。本人に症状はなく，身体的診察では異常を認めない。

問 16-1 主治医の発言として，適切なのはどれか。**2 つ選べ。**
- A　AIDS と診断されます。
- B　HIV 病原検査が必要です。
- C　今後の治療費は無料です。
- D　感染原因としては異性間の性的接触が最も多いです。
- E　感染後間もない時には陰性の結果が出ることもあります。

問 16-2 採血を行い，血液中の HIV-1 定量検査（PCR 法）を行ったところ陽性と判断された。その他の検査でも，全身に明らかな疾患を認めない。
この後の主治医の対応として，適切なのはどれか。
- A　直ちに抗 HIV 薬を処方する。
- B　症状が出るまで経過観察する。
- C　年齢と性別を保健所長に届け出る。
- D　家族に，男性の診断結果を説明する。
- E　氏名，住所を厚生労働大臣に届け出る。

解法ポイント　感染症法に基づく届け出は法律に則っているため，本人の同意は不要である。後天性免疫不全症候群（AIDS）などは 5 類感染症に含まれ，診断した医師は 7 日以内に最寄りの保健所長を通じて都道府県知事に届け出を行う必要がある。5 類感染症では年齢，性別を届け出るが患者本人の氏名や住所は不要である。特に AIDS の場合には，無症候性の HIV 感染が確定した段階でも届け出なければならない。

HIV 感染の確定診断には，HIV 抗体のスクリーニング検査が陽性で，抗体確認検査（ウェスタンブロット法，蛍光抗体法等）が陽性または HIV 抗原検査が陽性であることが条件である。

【問 16-1】　HIV のスクリーニング検査が陽性であるだけでは AIDS と診断できない。HIV 感染が確定し，さらに指標疾患が認められなければならない。まずは，HIV 感染を確定させるために HIV 病原検査が必要である。したがって，まず B が正解である。高額医療の場合は医療費の上限があるが，ただ HIV 感染者というだけで，治療費が無料となることはない。感染原因であるが，2015〈平成 27〉年の新規 HIV 感染者 1,006 人のうち，同性間性的接触が 691 人と最も多く，次に異性間性的接触が 196 人と続く。HIV 感染後 3 週間程度は抗体が陽性にならないことがあるので，その後に検査することが望ましい。以上より，正解は B，E である。

【問16-2】　HIV感染は確定したことになるが，無症候性キャリアの状態である。抗HIV療法には，①CD4陽性リンパ球を高く維持できる，②HIV増殖により発症，増悪する可能性がある心血管疾患や肝・腎疾患のリスクを減らせる，③CD4陽性リンパ球が高くても発症する可能性があるHIV関連疾患のリスクを減らせるというメリットがある。その投与時期については血液中のリンパ球の値を含めて検討される。AIDS症状が出る前に投与するが，直ちに抗HIV薬を処方するわけではない。届け出については，前記のように年齢と性別を保健所長に届け出る。また，診断はあくまでも本人に知らせるものであり，家族に話す場合でも本人の同意が必要である。以上より，正解はCである。

Minimum Requirement

- 5類感染症を診断した医師は，7日以内に最寄りの保健所長を通じて都道府県知事に届け出を行う。ただし，5類感染症の一部，すなわち侵襲性髄膜炎菌感染症および麻疹は直ちに届け出を行うこと，風疹はできるだけ早く届け出を行うべきことが記載されている。
- HIV感染症を含むAIDSは5類感染症に含まれる。AIDSを発症していなくても，無症候性キャリアの段階で届け出が義務付けられている。

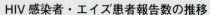

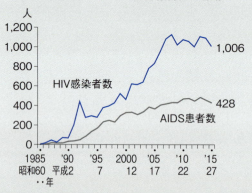

資料　厚生労働省エイズ動向委員会
注　報告数は凝固因子製剤によるHIV感染を含まない。

- 近年，我が国では新規HIV感染者は約1,000～1,100人，新規AIDS患者は約400～500人で横ばいである。感染経路としては，約7割が同性間性的接触である。
- HIV感染初期は，感染から約3週間程度たってから抗体が陽性となる。HIVが体内で急激に増殖する時期であるが，発熱，倦怠感，筋肉痛，リンパ節腫脹がみられ，無症候期を経てAIDSが発症する。
- 感染早期から抗HIV療法を行うことが推奨されている。

● 1～5類感染症（全数届出疾患）

2015〈平成27〉年1月～12月（概数）

	疾患名	届出数
2類	結核	24,526
3類	コレラ	7
	細菌性赤痢	156
	腸管出血性大腸菌感染症	3,567
	腸チフス	37
	パラチフス	32
4類	E型肝炎	212
	A型肝炎	244
	つつが虫病	419
	デング熱	293
	日本紅斑熱	213
	レジオネラ症	1,592

	疾患名	届出数
5類全数	アメーバ赤痢	1,108
	ウイルス性肝炎	254
	急性脳炎	511
	クロイツフェルト・ヤコブ病	191
	劇症型溶血性レンサ球菌感染症	434
	後天性免疫不全症候群	1,431
	ジアルジア症	80
	梅毒	2,697
	破傷風	120
	バンコマイシン耐性腸球菌感染症	66
	風しん	163

資料　厚生労働省「感染症発生動向調査」

＊1，2類感染症は報告のあったもののみ，4，5類感染症は年間50例以上のもののみ掲載

（国民衛生の動向 2016/2017. 厚生労働統計協会）

感染症法では，指定感染症と新感染症のほか，症状の重さや病原体の感染力から，1～5類に感染症を分類している。

1類：感染力や罹患した場合の重篤性などに基づく総合的な観点からみた危険性が極めて高い感染症
2類：感染力や罹患した場合の重篤性などに基づく総合的な観点からみた危険性が高い感染症
3類：感染力や罹患した場合の重篤性などに基づく総合的な観点からみた危険性が高くないものの，特定の職業に就業することにより集団発生を起こしうる感染症
4類：人から人への感染はほとんどないが，動物や飲食物を介して人に感染し，国民の健康に影響を与えるおそれのある感染症
5類：国が感染症動向調査を行い，その結果に基づき，必要な情報を国民や医療関係者に提供・公開していくことによって，発生拡大を防止すべき感染症

まとめ　HIV抗体のスクリーニング検査が陽性であった場合には，抗体確認検査またはHIV抗原検査を行う。HIV感染が確定したら，5類感染症として，患者の年齢，性別，診断日，診断方法，診断時の状態などを7日以内に保健所長に届け出なければならない。その後，早期に抗HIV療法が開始されることが望ましい。

Reference　日本エイズ学会HIV感染症治療委員会：HIV感染症「治療の手引き」第20版，2016

（サクセス公）12　（MIX）79　（YN）G11, H14, 91　（R公）424　（公みえる）271, 292

正解　問16-1：B，E／問16-2：C

CASE 17　認知機能の低下

患者の心理的および社会的背景や自立した生活を送るための課題を把握し，抱える問題点を抽出・整理できる。

Keywords：認知症

80歳の女性。高血圧と脂質異常症で近医に通院中であった。独歩で通院しているが，病院の帰りに徘徊することがあるという。最近は，同居の娘夫婦が通院についてくるが，自宅では，台所の火の不始末でボヤ騒ぎになったり，夜間に外出しようとし，制止すると大声をあげるという。また，家族に対しても暴言を吐き，ときに物を投げつけられるという。家族は，今後どのようにしていけばよいか悩んでいる。

問 17-1　家族が相談する先として最も適切なのはどれか。
- A　保健所
- B　福祉事務所
- C　市町村保健センター
- D　地域包括支援センター
- E　犯罪被害者支援センター

問 17-2　この後，主治医は家族から，要介護認定のための主治医意見書の記載を求められた。記載すべき項目として**適切でない**のはどれか。
- A　麻痺の状態
- B　頭部CT所見
- C　感染症の有無
- D　日常生活の自立度
- E　認知症の周辺症状

解法ポイント　認知症患者をもつ家族への対応である。特に本例のように幻覚，妄想，興奮などの行動・心理症状は認知症の周辺症状と呼ばれる。その対応は家族のみでは困難であり，医療や介護スタッフによる介入が必要である。

【問 17-1】　保健所（A）は地域保健法により設置が義務づけられているが，地域における公衆衛生の向上と増進を図るために設置されている。市町村保健センター（C）も同様に地域保健法により設置が義務づけられているが，市町村レベルでの健康づくりの場である。いずれも認知症家族の介護についての相談先ではない。福祉事務所（B）とは，福祉六法（生活保護法，児童福祉法，母子及び父子並びに寡婦福祉法，老人福祉法，身体障害者福祉法および知的障害者福祉法）に定める援護，育成または更生の措置に関する事務を司る第一線の社会福祉行政機関である。都道府県および市（特別区を含む）は設置が義務づけられており，町村は任意で設置する。犯罪被害者支援センター（E）は犯罪や犯罪に類する行為，交通事故，災害等の被害にあった被害者やその家族からの相談などに応じ，心のケアを行うところである。家庭内での認知症の母親からの暴言等は犯罪とはみなされない。地域包括支援センター（D）は，公正・中立的な立場から地域における介護予防マネジメントや総合相談，権利擁護などを担う中核機関として設立された。以上より，正解はDである。

【問 17-2】　介護保険による主治医意見書は，主治医が介護保険申請者の疾病や負傷の状況について記し，要介護認定の審査に用いられる。なお，介護認定の等級（要支援，要介護）を決定するのは，介護認定審査会である。日常生活の自立度は，障害高齢者の日常生活自立度（寝たきり度）および認知症高齢者の日常生活自立度判定基準に基づく。認知症の周辺症状では，幻

視・幻聴，妄想，暴言，暴行，徘徊などの有無を確認する。身体の状態では麻痺，筋力低下，関節拘縮，関節の痛みの有無などが確認される。また，感染症の有無，医学的管理の必要性なども調べられる。診断名，生活機能低下の直接の原因となっている疾病または特定疾病の経過や投薬内容を含む治療内容記載欄はあるが，頭部CT所見を記載すべきところはない。したがって，正解はBである。

Minimum Requirement

● 介護保険
保険者は市町村と特別区。被保険者は同区域内に居住する65歳以上の人（第1号被保険者）と40歳以上65歳未満の医療保険加入者（第2号被保険者）である。後者は，介護保険法で定められている特定疾病（脳血管疾患，初老期認知症，がん，関節リウマチなど）の患者である。

● 認知症の行動・心理症状（BPSD）
脳の損傷による認知機能低下，感情コントロール障害などの機能喪失と，周囲の環境や人間関係に対して患者が残存機能を駆使して適応しようとすることによって生じる。したがって，決して患者を叱責したり注意してはいけない。このような症状に対してどのように対応すればよいかはチームで検討するのが望ましい。

● 介護保険サービスの利用手順
1) 要介護認定の申請
2) 区町村等の調査員による認定調査，主治医意見書の作成
3) 介護認定審査会による判定
4) 認定（要支援1・2，要介護1～5）
5) ケアマネジャー（介護支援専門員）によるケアプラン（介護サービス計画書）の作成

● 認知症施策推進5か年計画（オレンジプラン，2012〈平成24〉年，厚生労働省）
認知症になっても本人の意思が尊重され，できる限り住み慣れた地域の，よい環境で暮らし続けることができる社会の実現を基本目標とする。これによって，かかりつけ医が果たす役割として，認知症に対する早期の気づき，日常的な健康管理，専門医療機関や多職種との連携強化などが示された。

まとめ 認知症患者など高齢者の介護についての相談は地域包括支援センターが担当する。介護保険法では被保険者は同区域内に居住する65歳以上の人（第1号被保険者）と40歳以上65歳未満の医療保険加入者（第2号被保険者）である。後者は，介護保険法で定められている特定疾病（脳血管疾患，初老期認知症，がん，関節リウマチなど）により介護を必要とする者である。主治医意見書や調査結果に基づいて，介護認定審査会による判定が行われる。その後，ケアマネジャーによってケアプランが作成される。

高齢者に関する法律とその運用の実際について理解していただきたい。

CASE 18 母体保護法

患者にとって必要な情報を整理し，分かりやすい言葉で表現できる。

Keywords：人工妊娠中絶

25歳の初妊婦。妊娠24週5日。妊婦健康診査のため夫婦で来院した。これまで母児ともに異常は指摘されず，本人は仕事を継続している。腹部超音波検査で胎児に奇形が見つかったところ，本人は中絶したいという。夫は中絶に反対している。

問18-1 母体保護法による人工妊娠中絶を行うことができる時期として正しいのはどれか。
- A 妊娠20週未満
- B 妊娠22週未満
- C 妊娠24週未満
- D 妊娠26週未満
- E 妊娠28週未満

問18-2 対応として適切なのはどれか。**2つ選べ**。
- A 本人の自己決定権に基づき中絶を行う。
- B 母体保護法指定医師に紹介し中絶を行う。
- C 胎児奇形を理由に中絶できないと説明する。
- D 中絶には夫の同意も必要であると説明する。
- E 胎児が母体外で生存可能な時期なので中絶できないと説明する。

解法ポイント 人工妊娠中絶を求める妊婦に対して，何を根拠にどのように対応するか判断する状況である。**問18-1**では，母体保護法における人工妊娠中絶の実施可能期間を理解していること。**問18-2**は，中絶を求める妊婦や中絶に反対する夫に対し，理由や根拠を説明しながら対応に当たる場面である。母体保護法を根拠とした分かりやすい言葉での説明が求められる。

【問18-1】 母体保護法において，人工妊娠中絶は「胎児が母体外で生命を保続できない時期に，人工的に胎児と附属物を排出すること」と定義されている（第2条）。この「胎児が母体外で生命を保続できない時期」の具体的基準は厚生事務次官通知として知られ，昭和51〈1976〉年では妊娠24週未満であったが，医療水準の向上等で平成2〈1990〉年に現行の妊娠22週未満となった。したがって，正解はBである。なお，人工妊娠中絶を実施することができる時期の判定は，母体保護法指定医師が個々の症例において医学的観点から客観的に判断する。

【問18-2】 中絶を求める妊婦に対しては，母体保護法に基づく適切な対応が必要である。まず，本症例の胎児（妊娠24週5日）は，人工妊娠中絶を行うことができる時期（妊娠22週未満）を超えている。既に母体外で生命を保続できる時期の胎児を中絶はできない。したがって，Eが1つ目の正解である。また，人工妊娠中絶は，母体保護法指定医師が法律に定められた適応（①身体的・経済的理由，②暴行・脅迫等による姦淫）のある場合のみ，本人と配偶者の同意を得て行うことができる。胎児の奇形は適応要件となっていない。したがって，Cが2つ目の正解である。医師が中絶の依頼を拒否する理由としてはEだけでも十分であるが，本人の誤った認識を指摘するためにも，胎児異常を理由に中絶はできないことを説明すべきである。医療においては本人の自己決定権が尊重されるが，母体保護法に則らない中絶の依頼に対しては，本来応召義務を有する医師であってもこれを拒否することができる。なお，A

の対応は刑法の堕胎罪に該当することから，医師国家試験では**禁忌肢**に相当すると考える。

Minimum Requirement

● **母体保護法**

人工妊娠中絶・不妊手術について定義し，母性の生命健康を保護することを目的とする。本法律に則っていない中絶は刑法の堕胎罪に該当する。

〈人工妊娠中絶〉

・定義：胎児が母体外で生命を保続できない時期（妊娠22週未満）に，人工的に胎児と附属物を排出すること。

・実施：母体保護法指定医師は，以下に該当する者（①または②）に対して，本人および配偶者の同意を得て，人工妊娠中絶を行うことができる。

母体保護法による人工妊娠中絶の適応

（身体的・経済的理由）
① 妊娠の継続または分娩が，身体的・経済的理由により母体の健康を著しく害するおそれのあるもの
（暴行・脅迫等による姦淫）
② 暴行・脅迫によって，または抵抗・拒絶することができない間に姦淫され妊娠したもの

・統計：18.2万件（2014年度）。【参考：2014年の出生数約100.4万人】
　　　人口減少に伴い中絶件数は減少傾向。

出生数・中絶件数

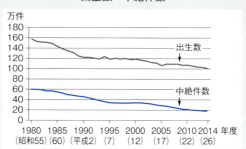

● **堕胎罪（刑法212〜216条）**

医師，助産師，薬剤師または医薬品販売業者が女子の嘱託を受け，またはその承諾を得て堕胎させたときは，3か月以上5年以下の懲役に処する。

まとめ　人工妊娠中絶は，母体保護法指定医師が法律に定められた適応のある場合のみ，設備指定を受けた施設において，本人と配偶者の同意を得て行うことができる。
　　　次章では，医師の判断が社会問題の解決や予防につながるということを学ぶ。

Reference　サクセス公 247　MIX 325　アラーム 85　R公 306　公みえる 207, 218

正解　問18-1：B／問18-2：C, E

第2章

社会問題と法医学
― 事故や傷害を予防するために ―

Case 19 「児童虐待の予防」··· p. 44
Case 20 「配偶者からの暴力の防止及び被害者の保護等に関する法律〈配偶者暴力防止法〉」
　　　　·· p. 47
Case 21 「労働者災害補償保険法」··· p. 49
Case 22 「医療事故の防止」··· p. 51
Case 23 「インシデント,アクシデント」······································ p. 53

　法医学は社会医学に位置付けられる故,社会全体における疾病の予防,安全の確保が大きな目的である。WHOオタワ憲章では「人々が自らの健康をコントロールし,改善できるようにする過程」をヘルスプロモーションと定義している。これが,先に述べた前者であり,いわゆる健康づくりを目的とする。これに対して後者である安全確保は,事故や事件などから人々を守ることになり,これはセーフティプロモーションと呼ばれる。セーフティプロモーションは,適切な施策を講じることで,危機を回避して安全を守ることであるが,疾病の予防に比べて介入の結果がより早く現れる。

　近年我が国では,児童虐待,高齢者虐待,労働災害などが社会問題となっており,これを予防する様々な法が定められている。これらで負傷した患者にまず接するのが医師であり,適切な初動対応が求められる。さらに安全の確保は医療現場にも求められる。医学教育モデル・コア・カリキュラムにも「医療における安全性の確保」が大きく取り上げられており,事故そのものを予防するための考え方,行動について学ばなければならない。本章では,社会の安全を確保することを前提に学んでいただきたい。

CASE 19 児童虐待の予防

児童虐待を概説できる。

Keywords：児童虐待

5歳の女児。左手首が動きにくいとのことで，母親に連れられて来院した。本人は，転んで手をついたという。左手関節から手背は紫赤色調を帯び腫脹する。右手から上腕にかけても緑褐色から赤褐色調の皮膚変色部が散在する。女児は無表情で，右腕の損傷について尋ねても，何も答えようとしない。

問 19-1 主治医の行為として適切なのはどれか。
- A 筆談で問診を行う。
- B 児の全身を観察する。
- C 所轄警察署に届け出る。
- D 父親の職業を尋ねる。
- E 母親に虐待の有無を問いただす。

問 19-2 児童虐待について正しいのはどれか。
- A 裁判所が一時保護を決定する。
- B 相談対応件数は8万件を超える。
- C 死亡原因では頸部絞扼が最も多い。
- D 児童相談所長が親権を停止できる。
- E 心理的虐待とネグレクトは同義である。

解法ポイント 多数の異なった色調の皮膚変色部は新旧の打撲痕を示す。転んで手をついて，左手関節から手背に損傷を負うことは考えにくく，不自然な受傷機転である。したがって，身体的虐待が疑われる。特に，児が無表情であることや問いかけに対して答えないことは，被虐待児に特徴的であり，母親への恐怖心から生じる。

【問 19-1】 被虐待児の診察で重要なことは，全身をくまなく観察することである。すなわち衣服に隠れているところに損傷がないかを確認する。そして，必要に応じて検査を行う。継続的に虐待を受けている場合には陳旧性骨折などが発見されることがある。なお，本人が問いかけに対して答えないのは，虐待者への恐怖であるので，筆談でも意味はない。父親の職業を尋ねることは，児の診察に関係しない。また，母親に虐待の有無を問いただすことは解決につながらない。逆に，母親の感情を逆なでして，さらに家庭で児に虐待を加える恐れがある。虐待を疑った時点で，児童相談所に届け出る。所轄警察署ではない。以上より，正解はBである。

【問 19-2】 通告を受けた児童相談所では，児の安全確保のために一時保護を行うことがある。決定は児童相談所長が行う。親権停止については，児童相談所長が申し立て，家庭裁判所の審判で決定する。全国の児童相談所における虐待相談対応件数は年々増加し，2015〈平成27〉年には10万3,260件（速報値）であった。虐待は，身体的虐待，ネグレクト，心理的虐待，性的虐待に分類される。虐待による死亡事例は検証されることになっている（児童虐待防止法）が，2014〈平成26〉年度の死亡例では，頭部外傷が原因として最も多かった。したがって，正解はBである。

Minimum Requirement

● 虐待の分類
- **身体的虐待**：叩く，蹴る，やけどを負わせるなど，直接的な身体への暴力。意識的に食事を与えないことも含む。
- **ネグレクト**：子どもへの必要な監護を怠る行為。医療を受けさせない，乳幼児を車内に放置する，学校に登校させないなど。
- **心理的虐待**：著しい心理的外傷を与える行動や行為。著しい暴言，脅迫，暴力場面を見せるなど。
- **性的虐待**：性的暴力，ポルノグラフィの被写体に強要するなど。

● 虐待の届け出
虐待を受けたと思われる児を発見した者は，すみやかに児童相談所，福祉事務所，市町村に通告しなければならない（児童虐待防止法）。通告は国民の義務であり，刑法の秘密漏示罪，その他の守秘義務に関する規定に妨げられない。

● 虐待のハイリスク要因
- 虐待者自身が幼児期に虐待を受けていた，または，周囲の愛情に乏しかった。
- 生活上のストレスが多い，社会的に孤立している。
- 精神疾患に罹患している。
- 望まぬ妊娠，障害児などの育児困難

したがって，妊娠期から支援を必要とする養育者を早期に把握し，切れ目ない支援を行う必要がある。

● Shaken baby syndrome（揺さぶられっこ症候群）
乳幼児が暴力的に揺さぶられることにより引き起こされる。

【三徴候】
- 硬膜下血腫，脳挫傷
- 広範囲な脳腫脹
- 網膜出血（眼底出血）

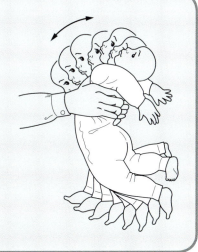

● 死亡事例の検証

児童虐待防止法に基づき，虐待による死亡事例は検証される。2014〈平成26〉年4月1日からの1年間に，心中以外の虐待死は44人であった。死者の61.4%は0歳であり，死因は頭部外傷が26.3%と最も多かった。また，加害者は実母が63.6%と最も多かった。

まとめ 虐待を受けたと思われる児を発見した際には，すみやかに児童相談所，福祉事務所，市町村に届け出る（児童虐待防止法）。通告しても，守秘義務に関する規定に抵触しない。全国の児童相談所における虐待相談対応件数は年々増加し，2015〈平成27〉年には10万3,260件であった。虐待は，身体的虐待，ネグレクト，心理的虐待，性的虐待に分類される。診察にあたっては，全身を細かく観察し，新旧の損傷を見出す必要がある。

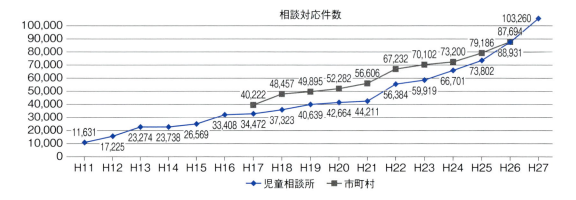

虐待に関しては，児童のほか高齢者を対象とした法律がある。また，配偶者暴力防止法も理解しておくべきである。

Reference サクセス公 265　MIX 422　YN J224　R公 301　公みえる 212　正解 問19-1：B／問19-2：B

CASE 20 配偶者からの暴力の防止及び被害者の保護等に関する法律〈配偶者暴力防止法〉

医師法と医療法以外の医療関連法規を概説できる。

Keywords:「配偶者からの暴力の防止及び被害者の保護等に関する法律」(配偶者暴力防止法)／通報

26歳の女性。右手関節部の強い痛みを訴えて来院した。腫脹,関節可動域制限を認め,右橈骨遠位端骨折と診断された。顔面には変色や腫脹が認められるが,自宅で転倒したという。患者の話をよく聞くと,夫の暴行による外傷であることが判明した。

問20-1 このときの医師の対応として,適切なのはどれか。
A 夫を呼んで,真偽を確かめる。
B 病院の顧問弁護士に相談し,院内で協議する。
C 患者の意思とは関係なく,義務として通報する。
D 患者の意思を尊重し,正しい意思決定を手助けする。
E 医療の介入するべき問題ではないので,通報以外には関わらない。

問20-2 医師が通報すべき機関はどれか。**2つ選べ**。
A 警察
B 保健所
C 医療安全支援センター
D 地域包括支援センター
E 配偶者暴力相談支援センター

解法ポイント 医師および医療関係者は,患者が配偶者から暴力を受けていることを発見した場合の対応については,「配偶者からの暴力の防止及び被害者の保護等に関する法律」(通称,配偶者暴力防止法)についての知識が必要となる。

【問20-1】 通報に関しては患者の意思を尊重するように努め,配偶者暴力相談支援センター等の利用について,情報を提供するよう努めなければならないとされている。"Minimum Requirement"に記載したように,患者は正常な判断ができない場合もあり,正しい意思決定を手助けする必要がある。解答はDとなる。Aは医師の仕事ではなく,事態をかえって混乱させる。Eは「配偶者暴力防止法」の精神に反するものである(**禁忌肢**)。Cは小児虐待の場合には該当するが,成人の場合は本人の意思が尊重される。Bは誤りではないが,成人患者の場合,本人の意思が尊重される。

【問20-2】 通報先は,配偶者暴力相談支援センターまたは警察とされており,解答はA,Eである。

Minimum Requirement

● 配偶者からの暴力の防止及び被害者の保護等に関する法律

2001〈平成13〉年10月から「配偶者からの暴力の防止及び被害者の保護に関する法律」が,2004〈平成16〉年に改正法が施行され「配偶者からの暴力の防止及び被害者の保護等に関する法律」と変更され現在に至る。この法律の目的は,配偶者からの女性に対する暴力(ドメスティッ

ク・バイオレンス）に係わる通報，相談，保護，自立支援等の体制を整備し，被害者の保護を図ることにある。患者が被害者である場合，第3章第6条の規定が関係している（下記資料参照）。

児童虐待はすべての大人に通報の法的義務が課されている反面，配偶者からの暴力事件は被害者が大人であるため，本人が決断できるだろうとして，通報は義務ではなく努力義務とされている。そのため一般的なガイドラインは，(1) 本人に通報を勧め，逡巡するようなら医師が本人の同意を得て通報する。(2) 本人が同意しなくとも，生死に関わるような重大な外傷であり，家に帰せば本人に重大な危害が加えられる恐れがあると考えられる場合は，通報すべきである。

しかし，配偶者暴力被害者は加害者に操られている心理状態にあるため，再び帰宅してしまうことが多く，判断能力が正常ともいえない。したがって，(1) になるように，ケースワーカーや臨床心理士なども交え説得すべきものである。

医師としては，被害者の人権を守るために，第一次証拠としての診療録記載は詳細に行う必要がある。損傷の写真を撮影して診療録に貼付することは有効であり，その際には，スケール（定規）を損傷の側に添えて撮影すると良い。

通報後の対応はケースバイケースであり，配偶者暴力相談支援センターを中心とした配偶者からの暴力被害者の保護や自立支援態勢の確立，裁判所における保護命令手続等がある。保護命令の対象は，身体に対する暴力であり，精神的暴力は保護命令の対象にはならない。配偶者とは，婚姻届を出していないが，事実上婚姻関係と同様の事情にある者（事実婚）も含まれるが，恋人からの暴力は保護命令の対象にはならない。

●資料 『配偶者からの暴力の防止及び被害者の保護等に関する法律』

（平成十三年四月十三日法律第三十一号）

第三章　被害者の保護
（配偶者からの暴力の発見者による通報等）
第六条　配偶者からの暴力（配偶者又は配偶者であった者からの身体に対する暴力に限る。以下この章において同じ。）を受けている者を発見した者は，その旨を配偶者暴力相談支援センター又は警察官に通報するよう努めなければならない。
2　医師その他の医療関係者は，その業務を行うに当たり，配偶者からの暴力によって負傷し又は疾病にかかったと認められる者を発見したときは，その旨を配偶者暴力相談支援センター又は警察官に通報することができる。この場合において，その者の意思を尊重するよう努めるものとする。
3　刑法（明治四十年法律第四十五号）の秘密漏示罪の規定その他の守秘義務に関する法律の規定は，前二項の規定により通報することを妨げるものと解釈してはならない。
4　医師その他の医療関係者は，その業務を行うに当たり，配偶者からの暴力によって負傷し又は疾病にかかったと認められる者を発見したときは，その者に対し，配偶者暴力相談支援センター等の利用について，その有する情報を提供するよう努めなければならない。

まとめ　医師は患者の治療のみならず，様々な法律を通して，包括的な社会貢献が求められる。実際の医療現場において関係してくる各種法律について，理解を深めよう。
次項では予防可能な事故について考える。

Reference　サクセス公 21　MIX 37　R公 112　公みえる 442　　正解　問20-1：D／問20-2：A，E
※御助言をいただきました弁護士　笹森学先生（札幌弁護士会）に深謝申し上げます。

CASE 21　労働者災害補償保険法

労働者災害補償保険制度を概説できる。

Keywords：過労死／労働基準監督署／労働者災害補償保険〈労災〉

54歳の男性。会社役員。会議中に突然倒れ，意識障害のため救急車で搬送された。職場の定期健康診断で高血圧と脂肪肝を指摘されている。身長163 cm，体重75 kg。喫煙者。頭部CTで脳動脈瘤破裂によるくも膜下出血と診断されたが，入院翌日に死亡した。家族は主治医に対し，ここ1か月間の時間外労働が100時間を超え，過労死だと訴えている。

問21-1 今回の死亡について業務災害による過労死と認定することができるのはどれか。
A　産業医　　　　B　事業主　　　　C　主治医
D　厚生労働大臣　　E　労働基準監督署長

問21-2 主治医の対応として正しいのはどれか。
A　会社の産業医に通報する。
B　会社の事業主に通報する。
C　家族に過労死ではないと説明する。
D　死亡診断書の直接死因を過労死と記載し家族に渡す。
E　死亡診断書の直接死因をくも膜下出血と記載し家族に渡す。

解法ポイント　働く人々の健康を守る「産業保健」に係る重要な法律に「労働基準法」，「労働安全衛生法」，「作業環境測定法」，「じん肺法」，「労働者災害補償保険法」がある。本症例では，過労死を訴える遺族に対して，労働者災害補償保険法（以下，労災保険法）に基づく被災労働者・遺族の権利を考慮した医師の対応を問うている。労災保険制度の仕組みを理解し，労働災害（以下，労災）の発生から保険給付までの一連の流れを理解することが重要である。

【問21-1】　労災の認定は，被災労働者やその遺族の請求に基づき労働基準監督署長が行うもので，過労死や過労自殺の場合も同様である。したがって，正解はEである。なお，発症前1か月間に100時間を超える時間外労働が認められる場合，業務と発症との関連性が強いとされていることから，本症例は過労死と認定される可能性がある。過労死の労災認定は厚生労働省（以下，厚労省）の「脳・心臓疾患の認定基準」に基づいて行われ，2014〈平成26〉年では121人が認定された。また，労働安全衛生法が改正され，過重労働による脳・心臓疾患予防のため，長時間労働者への医師による面接指導が事業者に義務づけられた。さらに，厚労省の「過重労働による健康障害防止のための総合対策」では，事業者は，過重労働による業務上疾病を発生させた場合，産業医等の助言を受けて原因究明や再発防止の徹底を図ることとした。

【問21-2】　過労死が疑われた場合に，主治医が事業主や産業医に連絡や通報するよう定めた規則はなく，また，個人情報保護の点からもAとBの対応は不適切である。なお，本症例は脳動脈瘤破裂による内因性のくも膜下出血，すなわち病死と診断されており，異状死には該当せず，警察署に通報する必要もない。労災の認定は労働基準監督署長が行うことで，主治医や産業医ではない。したがって，CとDの対応は不適切である。労働基準監督署に労災保険の請求

を行う際には，医師の診断書等が求められる。本症例の場合，死因欄にくも膜下出血と記載された死亡診断書が適切である。主治医は医師法19条（診断書等の交付義務）に基づき，求めに応じて死亡診断書を交付しなければならない。したがって，正解はEである。

Minimum Requirement

● 労働災害（＝業務災害＋通勤災害）
・定義：業務上の事由や通勤による労働者の負傷・疾病・障害・死亡。
・認定：**労働基準監督署長が行う（産業医ではない）**。

業務災害の認定要件

認定要件	① 業務遂行性：業務中に発生した災害であること
	② 業務起因性：業務と災害に因果関係があること

★業務災害のうち過労死と過労自殺等の認定は，厚生労働省の認定基準に基づき行われる。

・届出：労災による死亡・休業の場合，事業主は労働基準監督署に届け出る義務あり。
・統計：死亡者数は年間約1,000人。業務上疾病のうち約6割が「災害性腰痛」。

● 労働者災害補償保険法（労災保険法）
労働者災害補償保険（労災保険）制度の根拠法である。**労災保険制度では労働災害に対して迅速かつ公正な保護をするために必要な保険給付を行う。**

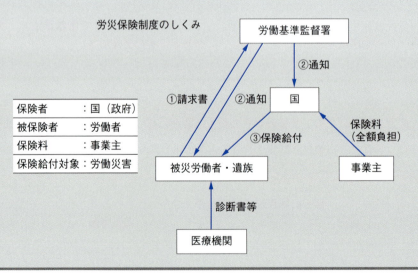

労災保険制度のしくみ

まとめ 労災の認定は，労働基準監督署長が行う。医師は被災労働者やその遺族の求めに応じて診断書等を交付する義務があり，これらの診断書に基づいて労災認定などが検討される。
労働災害の予防についての関係法規を理解していただきたい。

Reference サクセス公 382　MIX 32　アラーム 141　R公 518　公みえる 360

正解 問21-1：E／問21-2：E

CASE 22　医療事故の防止

医療機関における医療安全管理体制の在り方（事故報告書，インシデントリポート，リスク管理者，事故防止委員会，事故調査委員会）を概説できる。

Keywords：医療事故死

59歳の男性。大動脈弁狭窄症の診断で心臓カテーテル検査を受けていた。大腿動脈からカテーテルを挿入して心臓内でカテーテル操作を行っていたところ，突然血圧が低下し，ショック状態になった。心嚢血腫の疑いで，緊急開胸手術を行ったところ，左心室の損傷と心嚢内に凝血貯留を認めた。手術は終了したが低酸素脳症に陥り，翌日に死亡した。病院長は医療行為に関連した予期せぬ死亡と判断し，医療事故調査・支援センターに届け出た。

問 22-1 届け出を規定する法律はどれか。
- A　刑法
- B　医師法
- C　医療法
- D　刑事訴訟法
- E　健康保険法

問 22-2 届け出の後に行われる手続きとして**適切でない**のはどれか。
- A　承諾解剖
- B　責任の追及
- C　報告書の作成
- D　院内調査委員会の設置
- E　関係者からの聞き取り

解法ポイント　医療法の改正に伴って，2015〈平成27〉年10月から施行された医療事故調査制度についてである。本例のように医療行為に起因するまたは起因すると疑われる死亡が発生した時は，管理者が遅滞なく医療事故調査・支援センターに報告しなければならない。この制度によって，医療行為に関連した予期せぬ死亡については，施設内で調査委員会を設置して原因究明，再発防止策の策定を行い，医療事故調査・支援センターおよび遺族に対して調査結果を報告することになった。

【問22-1】　上記のとおり，医療法である。なお，これは医療界が自主的に事故の原因究明と再発防止を行う制度である。なお，この制度ができたからといって，警察の捜査（業務上過失致死等）が免除されるというわけではない。以上より，正解はCである。

【問22-2】　医療事故調査・支援センターには患者の年齢，性別，事故発生時の状況や死亡日時を届け出る。氏名などの個人情報は届け出ない。その後，施設内で調査委員会を設置し，関係者からの聞き取り調査や客観的情報の収集を行う。まずは，死因を確定させる必要があるので，遺族の承諾が得られれば解剖が行われる。病理解剖でも良い。院内調査結果は報告書として，医療事故調査・支援センターに提出されなければならない。本制度の目的は，医療安全の確

保であり，個人の責任追及ではない。したがって，適切でないのはBである。

Minimum Requirement

● 医療事故調査制度
1) 病院，診療所または助産所の管理者は，医療事故が発生した場合には，遅滞なく，当該医療事故の日時，場所および状況その他省令で定める事項を医療事故調査・支援センターに報告しなければならない（医療法6条の10）。なお，医療事故の定義は，医療に起因し，または起因すると疑われる死亡または死産であって，当該管理者が予期しなかったものである。
2) 医療事故調査制度は医療安全の向上が目的であり，個人の責任追及ではない。そして，各施設における院内調査を主体とする。
3) 院内調査であっても，中立性，透明性，公平性，専門性を保たなければならない。したがって，外部の医療の専門家の支援を受けることを原則とする。
4) 調査で行われることは診療録その他の診療に関する記録の確認，関係者のヒアリング，医薬品・医療機器・設備等の確認，解剖または死亡時画像診断，検体の分析などである。
5) 管理者は，院内調査結果の報告書を医療事故調査・支援センターに提出する。そして，遺族に対して調査結果を説明する。
6) 以上の制度は，あくまでも死亡例のみを対象とする。したがって，医療事故一般についての対応は，医療法で定められている従来どおりの対応が求められる。すなわち，院内で発生した医療事故は安全管理委員会へ報告しなければならない。また，重大な医療事故が発生したときには，すみやかに管理者に報告しなければならない。

まとめ　病院，診療所または助産所の管理者は，医療行為に起因するまたは起因すると疑われる予期せぬ死亡または死産が発生した時は，遅滞なく医療事故調査・支援センターに報告しなければならない。本制度の目的は，事故の原因究明と再発予防であり，個人の責任追及ではない。そして，施設内で調査委員会を設置して原因究明，再発防止策の策定を行い，医療事故調査・支援センターおよび遺族に対して調査結果を報告しなければならない。

医療事故において重要なことは，正確な調査によって原因究明を行うことと，その予防対策を講じることである。事故を予防するための取り組みについては，次項で学ぶ。

Reference　サクセス公 42　MIX 7　アラーム 75　R公 180　公みえる 117　　正解　問22-1：C／問22-2：B

CASE 23 インシデント，アクシデント

医療上の事故等（インシデント〈ヒヤリハット〉，医療過誤）が発生したときの緊急処置や記録，報告について説明し，実践できる。

Keywords：インシデント／医療安全対策

71歳の女性。肺炎の診断でA病院へ入院し，抗菌薬の点滴を受けている。ある日，看護師が点滴を行おうとしたところ，別の患者の名前が書かれた抗菌薬が点滴台に吊るされているのを発見した。同じ病棟に入院する同姓の患者のものであった。気づいた看護師は，直ちに当該患者の抗菌薬と取り換えて，正しい名前を確認した上で点滴を行った。

問 23-1 看護師の行為として適切なのはどれか。
A 保健所に届け出る。
B 特に報告は行わない。
C 直ちに病院長に報告する。
D 医療安全管理委員会に報告する。
E 医療事故調査・支援センターに届け出る。

問 23-2 医療安全を推進する上で重要な考え方はどれか。**2つ選べ**。
A 事故は偶然によって起こる。
B 人はミスを犯すものである。
C 訓練を重ねることでミスを予防できる。
D 十分な休息をとれば事故を予防できる。
E 重大事故の背景には多数のニアミス例がある。

解法ポイント 医療安全対策を推進させることは医療法で規定されており，医療法施行規則でも病院管理者に対する具体的事項が定められている。医療機関における安全対策としては，安全管理指針の整備，医療安全管理委員会の開催，安全管理研修の実施，院内における事故などの報告の義務化が挙げられる。実際の事故では，ヒューマンエラーが原因となることが多い。しかし，人はミスを犯すものであり，ヒューマンエラーをゼロにすることはできない。したがって，ミスが事故につながらないようなシステムの構築が重要である。

【問 23-1】 患者のもとには別の患者に投与するはずの抗菌薬が準備されていた。しかし，実際の投与前に気づいたので事故は予防できた。すなわち，ヒヤリハット事例である。このようなヒヤリハット事例を収集して分析することは，背景にあるシステムの不備を明らかにできるきっかけとなる。すなわち，有害事象の再発を防止してシステムを改善することにつながる。したがって，院内の医療安全管理委員会にヒヤリハット事例を報告することが重要である。一般にはインシデントレポートとして提出される。なお，直ちに病院長に報告するのは重大な医療事故が発生した時である。また，医療に起因した予期せぬ死亡が発生した時には，施設の管理者が医療事故調査・支援センターに遅滞なく報告しなければならない（Case 22参照）。以上より，正解はDである。

【問23-2】　事故の真の原因を究明することが将来の予防につながる。事故は単なる偶然ではなく，様々な要因が重なって生じるといわれる。人は体調を十分に整えて，訓練を重ねたとしても，ミスをゼロにすることは不可能である。したがって，理想的なシステムの構築が求められる。

　ニアミスはヒヤリハットと同義であり，有害事象を引き起こす可能性があったが，偶然にあるいは何らかの気づきで回避できた例である。潜在的な有害事象ともいわれる。1例の重大事故の背景には29例の軽微な事故，300例のニアミス例があるという（ハインリッヒの法則）。したがって，ヒヤリハット事例の収集を行って分析を進めることが医療安全の推進につながる。したがって，正解はB，Eである。

Minimum Requirement

● 医療安全対策における重点項目
・医療の質と安全性の向上
・医療事故等事例の原因究明・分析に基づく再発防止対策の徹底
・患者・国民との情報共有と主体的参加の促進

● 医療事故の対応について定められていること（死亡例以外）
・院内で発生した医療事故は，安全管理委員会へ報告しなければならない。
・院内で重大な医療事故が発生した場合には，すみやかに管理者に報告しなければならない。
・日本医療機能評価機構／医療事故防止センターでは，厚生労働省の許可のもとに医療事故分析事業を行っている。特定機能病院，国立病院機構，大学病院等の管理者は医療事故の報告書を，発生から2週間以内に事故分析事業へ提出しなければならない。このほか，一般の医療機関でも，任意で医療事故情報収集・分析・提供事業，ヒヤリハット事例収集・分析・提供事業（医療安全ネットワーク整備事業）に参加できる。

まとめ　医療安全対策を推進させることは医療法で規定されており，医療法施行規則でも病院管理者に対する具体的事項が定められている。事故の多くはヒューマンエラーで生じるが，人が犯すミスをゼロにすることはできない。したがって，エラーが事故につながらないシステムの整備が求められる。重大事故の背景には多くのニアミス例があるので，これらを収集して分析することが，システムの改善につながる。

　次項ではすべての事故死の現況について学ぶ。

Reference　サクセス公 41　MIX 6　アラーム 238　R公 178　公みえる 117

正解　問23-1：D／問23-2：B，E

第3章

死の判定と死亡診断・死体検案
― 正しく「死」を診断する ―

Case 24 「出生と死亡および国際疾病分類」·····p. 56
Case 25 「心臓死,脳死,脳死判定基準」·····p. 59
Case 26 「臓器の移植に関する法律」·····p. 61
Case 27 「死亡診断,死体検案(在宅死)」·····p. 63
Case 28 「死亡診断,死体検案(診断検案の内容・手順など)」·····p. 65
Case 29 「早期死体現象」·····p. 67
Case 30 「死後経過時間の推定」·····p. 69
Case 31 「法医解剖」·····p. 71
Case 32 「来院時〈院外〉心肺停止〈CPA〉」·····p. 73
Case 33 「乳幼児突然死症候群」·····p. 75

　人の死を判定することは,医師のみが独占的に行う行為であり,医師法第17条に定められている。死の判定とともに,死因や死亡時刻の決定が求められる。近年,終末期医療や脳死・臓器移植などの諸問題が議論されるなか,死の判定を正しく行うことは,医師として基本的かつ重要な責務である。

　さて,我が国における死因究明制度は,必ずしも十分なものではなく,人の死をめぐるトラブルも散見される。湯沸かし器の不完全燃焼で一酸化炭素中毒死していた人が急性の心疾患で死亡していたであろうと誤判断されたこと,相撲部屋で暴行を受けた男性が心臓死と誤診されたことなどは有名である。

　これらの現状を憂慮し,政府は2012年に死因究明に関する2つの法律(死因究明等の推進に関する法律,警察等が取り扱う死体の死因又は身元の調査等に関する法律)を成立させた。また,内閣府は2014年に死因究明等推進計画を閣議決定させて,より正しい死因究明を行うべきことを明確にした。

　そこで本章では,死を正しく判定することを目的とする。そして,死因の究明に必要な手続きと関連する法との関係を学び,死体検案の実際についても理解していただきたい。

CASE 24　出生と死亡および国際疾病分類

疾病の定義，分類と国際疾病分類〈ICD〉について学ぶ。

Keywords：死亡統計

我が国における主要死因別にみた死亡率の年次推移を示す。

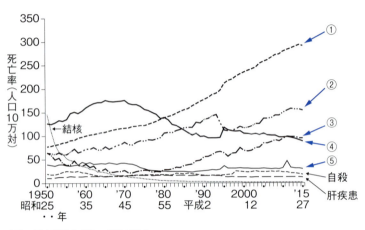

資料　厚生労働省「人口動態統計」
注　1）平成6年までの死亡率は旧分類によるものである。
　　2）平成27年は概数である

問 24-1　肺炎はどれか。
A　①　　　B　②　　　C　③　　　D　④　　　E　⑤

問 24-2　不慮の事故死について正しいのはどれか。
A　外因死と同義である。
B　年々増加しつつある。
C　乳児では窒息が最も多い。
D　総死亡数の10％以上を占める。
E　年齢階級別の死亡率は高齢になるほど高い。

解法ポイント　1950〈昭和25〉年に死因の第1位は結核であったが，大きく減少し，徐々に我が国の死因構造の中心が感染症から生活習慣病に変化した。一貫して増加しているのは悪性新生物である。1995〈平成7〉年にICD-10の適用に伴って死亡診断書／死体検案書の書き方の改訂があり，終末期の状態である心不全などは死因の欄に記載しないようになった。その結果，一時的に心疾患が減少し，脳血管疾患が増加した。また，近年は肺炎による死者数が増加し，2011〈平成23〉年から死因順位の第3位となった。自殺は，15年連続で3万人を超えていたが，2013〈平成25〉年に3万人をきった。

【問 24-1】　上記の年次推移の傾向から，①は悪性新生物，②は心疾患，④が脳血管疾患と容易に解答

できると思う。肺炎は③で，死亡原因の第3位，人口10万対の死亡率は96.5と第4位の脳血管疾患の89.4より多い。⑤は不慮の事故死であり，老衰に次いで死亡順位は第6位である（老衰はグラフに記載がない）。以上より，正解はCである。

【問24-2】　不慮の事故死，自殺，他殺などの外因死の死亡数は6万7,905人（2015〈平成27〉年）と死亡総数の5.3％を占める。青少年の死亡の主因となっており，15～24歳の69.0％，25～34歳の56.9％を占める。不慮の事故死数は3万8,306人で，死亡総数の3.0％を占める。年次推移では，1996〈平成8〉年以降ほぼ横ばいであったが，2011〈平成23〉年には東日本大震災の影響で上昇し，その後低下している。不慮の事故死の死亡率は乳児期に高く，学童期に低く，30歳代後半から再び上昇する。死因別分類であるが，不慮の事故死全体では，窒息が24.4％と最も多い。年齢別にみると，乳児では窒息が85.2％と最も多いが，1～9歳と15～64歳の各階級では交通事故が最も多く，10～14歳と65～79歳では溺水が，80歳以上では窒息が最も多い。したがって，正解はCである。

Minimum Requirement

● 主要死因別の死亡率

　一貫して増加しているのは悪性新生物である。1995〈平成7〉年にICD-10の適用に伴って死亡診断書／死体検案書の書き方の改訂があり，終末期の状態である心不全や呼吸不全などは死因の欄に記載しないようになった。その結果，一時的に心疾患が減少し，脳血管疾患が増加した。また，近年は肺炎による死者数が増加し，2011〈平成23〉年から死因順位の第3位となった。

- **悪性新生物**：全体の死亡数が増加しつつあること，特に胃がんと肝臓がんが低下しつつあること，膵臓がんが増加しつつあることは共通しているが，その特徴は男女で異なる。男性では，悪性新生物の中における死因順位では第1位が肺，第2位が胃，第3位が大腸，第4位が肝臓である。女性では第1位が大腸，第2位が肺，第3位が胃，第4位が膵臓である。
- **脳血管疾患**：我が国では1970年頃から低下傾向であり，特に脳出血の低下が著しい。2015〈平成27〉年には，脳梗塞の死亡率が51.5（人口10万対）であるのに対し，脳出血が25.6，くも膜下出血が10.0である。
- **肺炎**：かつては乳幼児と中高年で死亡率が高かったが，現在では高齢者で死亡率が圧倒的に高くなる。このことから，65歳以上への肺炎球菌ワクチン予防接種が行われたことも理解できるだろう。2011年以降，脳血管疾患を上回り，死因順位の第3位となっている。
- **不慮の外因死**：以前は交通事故死が最も多かったが，交通事故死の減少によって窒息が最も多くなった。不慮の事故死のうち，特に0歳では85.2％，80歳以上では29.8％を窒息が占める。これは誤嚥によるものである。また，溺水は10～14歳で36.5％，65～79歳で26.4％と多くを占める。これは，若年者の水の事故や高齢者の入浴による死亡が関係している。高齢者の溺水が多いことは，諸外国と比較しても特徴的な現象であるが，これは深い浴槽で湯につかるという我が国特有の習慣が関与していると考えられる。

● 年齢階級別にみた外因死の死亡総数に対する割合

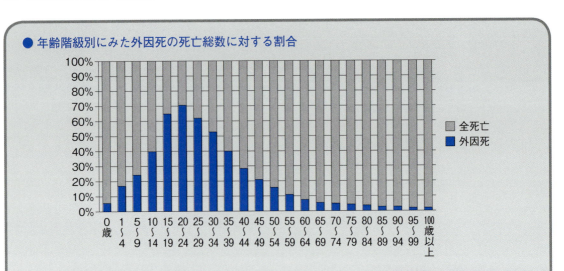

資料　厚生労働省「人口動態統計」　　　　　　平成 27 年度（'15）
注　外因死とは不慮の事故，自殺，他殺などである。

● 年齢階級別にみた不慮の事故による死亡の状況

平成 27 年（'15）

構成割合（％）	総数(注)	0歳	1〜4	5〜9	10〜14	15〜29	30〜44	45〜64	65〜79	80歳以上
総　　数	100.0	100.0	100.0	100.0	100.0	100.0	100.0	100.0	100.0	100.0
交 通 事 故	14.7	3.7	33.9	42.5	33.8	58.9	40.8	26.8	16.4	6.9
転 倒・転 落	20.9	1.2	9.2	8.0	2.7	8.6	9.7	15.7	16.8	26.0
溺死及び溺水	19.5	4.9	24.8	33.3	36.5	13.0	10.0	15.7	26.4	17.4
窒　　　息	24.4	85.2	26.6	8.0	12.2	4.6	11.2	17.0	21.0	29.8
煙,火及び火炎	2.5	1.2	2.8	4.6	10.8	2.1	3.9	3.9	3.0	1.7
中　　　毒	1.6	—	0.9	1.1	1.4	6.4	11.7	4.5	0.9	0.4
そ　の　他	16.4	3.7	1.8	2.2	2.8	6.4	12.7	16.5	15.6	17.8

資料　厚生労働省「人口動態統計」
注　年齢不詳を含む

まとめ　我が国の死因として悪性新生物は増加しつつある。1995〈平成7〉年に死亡診断書／死体検案書の書き方の改訂があり，一時的に心疾患が減少し，脳血管疾患が増加した。肺炎による死者数は増加しつつあり，2011〈平成23〉年には死因順位の第3位となった。外因死は死亡総数の5.3％を，不慮の事故死数は総死亡数の3.0％を占める。不慮の事故死全体では，窒息が24.4％と最も多い。年齢別にみると，乳児では窒息が85.2％と最も多いが，1〜64歳では交通事故が最も多く，65〜79歳では溺水が，80歳以上では窒息が最も多い。

　まず我が国における死因についての疫学的特徴を学んだ。次項からは，死の判定，診断や検案の実際について習得する。

CASE 25　心臓死，脳死，脳死判定基準

死の概念と定義や生物学的な個体の死を説明できる。

Keywords：死の三徴候／心臓死／死亡診断

58歳の男性。自宅で胸痛を訴え，救急搬送された。狭心症の既往がある。到着時の検査所見から急性心筋梗塞と診断されたが，15分後に心破裂による心膜血腫で，呼吸および心拍が停止した。

問 25-1 この患者を心臓死と判定するために必要な所見はどれか。
- A 死斑の確認
- B 腱反射消失の確認
- C 角膜の混濁の確認
- D 瞳孔反応停止の確認
- E 体温が32℃未満であることの確認

問 25-2 主治医の心臓死確認後の対応として正しいのはどれか。
- A 死亡診断書を発行する。
- B 死体検案書を発行する。
- C 警察に異状死の届出をする。
- D 監察医に死体検案を依頼する。
- E 病院長に死亡診断書の発行を依頼する。

解法ポイント　死の三徴候による心臓死の判定と，死亡診断後の対応を問う問題である。

【問 25-1】　死の三徴候は，瞳孔反応停止，呼吸停止，心停止である。腱反射の消失は末梢神経の障害等で生じるが，死の判定とは無関係である。死斑は早期死体現象であり死の確徴であるが，心臓死の判定には用いられない。角膜の混濁は様々な原因で生じるが，早期死体現象でもある。しかしながら，心臓死の判定には用いない。体温の低下も早期死体現象であるが，32℃未満でも低体温症で認められることのある体温であり，心臓死の判定には用いられない。したがって，正解はDである。

【問 25-2】　本事例は病院搬送から極めて短時間の死亡であるが，病院で心筋梗塞の診断がついた病死であると判断される。したがって，異状死とは考えられず，警察への届出は不要である。また，診療中の疾病による死亡であることから死体検案の必要はなく，死亡診断書を発行することになる。死亡診断書は診察をした医師が作成することになっているので，死亡を確認した医師（主治医）が作成すべきであり，診察していない病院長に死亡診断書の作成を依頼することはできない。したがって，正解はAである。

Minimum Requirement

● 死の判定について

　これまで，死は最も重要な心（循環），肺（呼吸），脳（中枢）機能の不可逆的永続的停止で判断していた。現在でも実際の臨床現場では，心拍動停止，自発呼吸停止，瞳孔反応停止という三徴候死の状態が一定時間以上持続することで医師が死を判定している。これに対して，個体の生命活動は心，肺，脳の3臓器の機能が互いに連携して支えるものであり，どれか1つの臓器の機能が停止すれば残りの2つの臓器も短時間内に機能を停止して個体の死に至るという考え方もある。いずれにしても従来はこれら3臓器の不可逆的永続的停止は，ほぼ時間差なく起こっていた。しかしながら，近年では医療技術の進歩により，人工心肺等で呼吸運動や心拍動を維持することが可能になった。例えば，脳幹機能が廃絶し呼吸中枢機能停止によって自発呼吸が停止した人に，人工的に呼吸させることができるようになった。心臓は自動性によって動くので，人工呼吸器で呼吸を維持すれば，脳幹機能が廃絶していても，呼吸と循環は一定期間維持することができる。すなわち，心，肺，脳の不可逆的永続的停止がほぼ同時に起こらない事態が生じてきた。このような観点と臓器移植の必要性から脳（中枢）機能の不可逆的永続的停止を個人の死と考える考え方，すなわち脳死の考え方が生まれてきた。日本では臓器移植などの目的で脳死を法的に示す必要のある場合のみ手順に則った脳死判定が行われる。

まとめ　　死の三徴候について理解し，心臓死と脳死の区別を説明できるようしっかり把握しておく必要がある。
　　　　　　心臓死とともに脳死について理解する必要がある。脳死判定基準と判定への手続きは理解しなければならない。

Reference　サクセス公 62　MIX 429　アラーム 84　R公 134　公みえる 94　正解　問25-1：D／問25-2：A

CASE 26 臓器の移植に関する法律

脳死の判定基準を列挙できる。

Keywords：脳死／臓器移植／判定基準

18歳の男性。ベンゾジアゼピン系睡眠薬を大量服用したため，救急搬送された。深昏睡状態で自発呼吸は認められず，直ちに人工呼吸が開始された。直腸温は37℃，瞳孔は固定し，瞳孔径は左右共に5 mm，血圧は90/60 mmHgである。

問26-1 この患者に法的脳死判定が**できない**理由はどれか。
- A 未成年であるため
- B 犯罪の疑いがあるため
- C 急性睡眠薬中毒であるため
- D 血圧が基準値以下であるため
- E 瞳孔径が基準値以下であるため

問26-2 法的脳死判定で正しいのはどれか。
- A 無呼吸テストの実施は必須である。
- B 除脳硬直があれば脳死と判定できる。
- C 脳死の判定は1回行えば十分である。
- D 脳死の判定は臓器移植する医師が2名以上で行う。
- E 日本では脳死は脳幹だけの不可逆的な機能停止とする考えをとっている。

解法ポイント 平成22年度版『法的脳死判定マニュアル』の中に，1.脳死判定の手順，2.法的脳死判定の実際，の記載がある。医師国家試験に脳死関連の問題が出題されることが多いので脳死判定の基準を理解しておくことが望ましい。

【問26-1】 **Minimum Requirement**に記載の通り『法的脳死判定マニュアル』には，除外例として「脳死と類似した状態となり得る症例」に「急性薬物中毒」があり，問題となり得る薬物に「向精神薬（本事例で記載した「睡眠薬」）」が含まれる（×C）。「被虐待児または虐待が疑われる18歳未満の児童」「生後12週未満」も除外例として記載があるが，本事例は18歳なので当てはまらない（○A）。さらに，「年齢不相応の血圧（収縮期血圧）」として13歳以上は90 mmHg未満，「低体温（直腸温，食道温等の深部温）」として6歳以上は32℃未満と記載があるが，本事例はいずれにも当てはまらない（○D）。また，瞳孔径は「左右の瞳孔径が4 mm以上であること」の確認が脳死の判定に必要とされている（○E）。なお，犯罪の疑いがある場合では，警察による検視の後に脳死判定を実施することは可能である（○B，臓器の移植に関する法律第7条）。したがって，正解はCである。

【問26-2】 日本では法的脳死判定は，1)深昏睡，2)自発呼吸の消失，3)瞳孔の固定ならびに散大，4)脳幹反射の消失，5) 1)～4)がすべてそろった場合に，正しい技術基準を守り，脳波が平坦であることを確認すること，となっており，脳幹死ではなく全脳死の考えを採用している。脳死の判定間隔は，「6歳以上では1回目の脳死判定から6時間以上を経過した時点で2回目の判定を行い，2回目の判定で脳死と判定する」とされている。また，脳死の判定は「臓器移植にかかわらない医師が2名以上で行うこと」と記載されている。除脳硬直があれば脳死

とは判定できない．一方，自発呼吸消失の確認（無呼吸テスト）は必須である．したがって，正解は A である．

Minimum Requirement

● 脳死判定
1. 脳死判定の手順
    ・脳死とされうる状態
    法律に規定する脳死判定を行ったとしたならば，脳死とされうる状態：器質的脳障害により深昏睡，および自発呼吸を消失した状態と認められ，かつ器質的脳障害の原疾患が確実に診断されていて，原疾患に対して行い得るすべての適切な治療を行った場合であっても回復の可能性がないと認められる者．ただし，下記1）〜4）は除外する．
    1）生後 12 週未満の者
    2）急性薬物中毒により深昏睡，および自発呼吸を消失した状態にあると認められた者
    3）直腸温が 32℃ 未満（6 歳未満にあっては，35℃ 未満）の状態にある者
    4）代謝性障害，または内分泌性障害により深昏睡，および自発呼吸を消失した状態にあると認められる者
2. 法的脳死判定の実際
    ・除外例
    〔1〕脳死と類似した状態となり得る症例
      1）急性薬物中毒
      2）代謝・内分泌障害
    〔2〕知的障害者等の臓器提供に関する有効な意思表示が困難となる障害を有する者
    〔3〕被虐待児，または虐待が疑われる 18 歳未満の児童
    〔4〕年齢不相応の血圧（収縮期血圧）
      1 歳未満＜65 mmHg，1 歳以上 13 歳未満＜（年齢×2）+65 mmHg，13 歳以上＜90 mmHg
    〔5〕低体温（直腸温，食道温等の深部温）
      6 歳未満＜35℃，6 歳以上＜32℃
    〔6〕生後 12 週未満（在胎週数が 40 週未満であった者にあっては，出産予定日から起算して 12 週未満）

平成 22 年度版『法的脳死判定マニュアル』（厚生労働科学研究事業）
(http://www.jaam.jp/html/info/2011/pdf/info-20110714.pdf#view=fit)

まとめ 脳死と臓器移植は 2010〈平成 22〉年の臓器移植法改正後に一般の方からの注目を集めており，医師国家試験でも複数の問題が出題された．関連する事項，法律について理解しておくことが肝要である．

死の定義について理解したことで，正確な死亡診断ができる．

CASE 27　死亡診断，死体検案（在宅死）

死亡診断書と死体検案書を作成できる。

Keywords：死亡診断書／死体検案書

88歳の男性。肺がん末期であり，自宅で在宅医療を受けていた。ある朝，様子がおかしいと家族より往診の依頼があり患者宅に赴いた。患者はすでに死亡しており，冷たくなって乾燥し，死体硬直が発現していた。最終の診察は一昨日の夕方であった。

問 27-1 この患者の診断書について正しいのはどれか。**3つ選べ。**
A　そのまま，肺がんによる病死として死亡診断書を発行する。
B　そのまま，肺がんによる病死として死体検案書を発行する。
C　すぐに診察をして，異状がないことを確認して死亡診断書を発行する。
D　すぐに検案をして，異状がないことを確認して死体検案書を発行する。
E　すぐに警察署に届け出し，診断書は発行しない。

問 27-2 医師による死亡確認時に認められる所見はどれか。**3つ選べ。**
A　角膜の混濁
B　移動しない死斑
C　全身のミイラ化
D　爪と毛髪の伸長
E　腹部の緑色変色

解法ポイント　本事例においては，在宅医療を受けている患者の死亡に際して，どのような対応をとったらよいかがポイントとなる。医師法20条の規定「医師は，自ら診察しないで治療をし，もしくは診断書もしくは処方せんを交付し，自ら出産に立ち会わないで出生証明書もしくは死産証書を交付し，または自ら検案をしないで検案書を交付してはならない。ただし，診療中の患者が受診後24時間以内に死亡した場合に交付する死亡診断書については，この限りでない」が問題となる。

【問 27-1】　本例においては最終の診察から1日半あまり経過していることを考えると，死因が診察中の肺がんと明らかであれば，そのまま死亡診断書を発行できる（○A）。また，厚生労働省の通知では，診療中の患者で最後の診察から24時間以上経過していた場合であっても，改めて診察して異状がなければ診断書を発行できるとしている（○C）。検案せずに死体検案書を書いてはいけない（×B）。すぐに検案を行い，異状がないのを確認して死体検案書を発行するのは正解である（○D）。なお，医師法21条の異状死体の届け出に関する事項と医師法20条の規定を混同してはならない（×E）。検案して死因が明らかであり，異状がなければ警察に届ける必要はない。

【問 27-2】　角膜の混濁は，死後数時間で始まり，2，3日経過すると高度に白濁し，瞳孔が見えなくなる（○A）。死斑は，死後約15時間以上経過すると移動しなくなる（○B）。爪と毛髪の伸長は，死亡直後にも認められる（○D）。腹部の緑色変色は，死後数日経過すると現れる（×

E)。全身のミイラ化は，死後2日程度では通常起こらない（×C）。

Minimum Requirement

● 死亡診断書と死体検案書
　死亡診断書と死体検案書の相違点は名前だけであり，中身は同じである。診療中の患者の死亡に関しては死亡診断書，そうでない死亡者に関しては，死体検案書が原則である。
　医師法20条の規定によって，診察の翌日に在宅で死亡した場合などであっても死亡診断書が発行できる。しかし，最後の診察から24時間を経過していても厚生労働省の通知により，再度診察をして異状がなければ死亡診断書を発行できるとされている。

まとめ　一般の臨床医は，死体検案書を書く経験がないことから死体検案書は発行を敬遠しがちであるが，適切に判断して発行する必要がある。
　死亡診断とともに，死体検案についても正しく行えるよう次項で学ぶ。

Reference　サクセス公 66　MIX 432　アラーム 8　R公 134　公みえる 94, 112

正解　問27-1：A，C，D／問27-2：A，B，D

CASE 28　死亡診断，死体検案（診断検案の内容・手順など）

異状死体の取り扱いと死体検案について説明できる。

Keywords：死体検案／異状死／医師法／死因・身元調査法

25歳の女性。3年前からうつ病で診療を受けており，昨日の午後にも来院した。本日早朝に家族から電話があり，自宅で首を吊っているとの連絡を受けたため，訪問して死亡を確認した。死者の部屋には，自筆で「病気を苦に自殺する」という内容が記された遺書が見つかった。

問 28-1 主治医の今後の対応として正しいのはどれか。
　　A　警察に連絡する。
　　B　保健所に連絡する。
　　C　死体検案を実施し死体検案書を発行する。
　　D　うつ病による病死として死亡診断書を発行する。
　　E　主治医は死体検案ができないので別の医師に死体検案を依頼する。

問 28-2 この死体を検案する際に正しいのはどれか。
　　A　心臓血の採取は行えない。
　　B　死体の温度は直腸で測定する。
　　C　死亡推定時刻は警察が決定する。
　　D　CTを用いた画像診断は行えない。
　　E　頸部のみ観察すればよいので衣服を着たままの状態で死体検案を実施する。

解法ポイント　異状死の取り扱いと死体検案に関する問題である。これらに関連する問題は医師国家試験に頻繁に出題されるので重要である。

【問 28-1】　死亡診断書・死体検案書の作成には，「死因の種類」として，病死，不慮の外因死，自殺，他殺等の選択が必要である。本事例は自殺が疑われるが，日本では犯罪性の有無は警察（ないしは検察）が決定することになっており，また病気を苦にした自殺であっても自殺は全て外因死であり，異状死体であると判断されることから，次に行うべき行為は所轄警察署への異状死の届け出である。したがって，正解はAである。

【問 28-2】　日本法医学会が発行する『死体検案マニュアル』（2010年版）によれば，「死体検案とは死体を外表から検査して得られた医学的所見に加え，死体をとりまく種々の状況や死亡者の既往歴などを検討した上で，死因，死因の種類，死亡時刻，法医学的異状の有無を判断すること」である。医師がこれを行う場合は2通りあり，一つは死亡診断行為としての検案であり，その際に異状を認めれば所轄警察署に異状死の届出を行う。もう一つは異状死体の検視に際し，警察から依頼される検案である。両者は医師が行う行為自体に大差はない。また診察を行っている医師であっても死体検案は可能である。非犯罪死体の検査については，警察等が取り扱う死体の死因又は身元の調査等に関する法律（死因・身元調査法）に記載されている通り，一般的に検案では心臓採血は可能である。また死亡推定時刻は死体現象や状況等を考慮して医師が判断する。また死後画像診断は，舌骨，甲状軟骨の骨折の有無，頸椎の状況，

肺水腫の状況等の判定に役立つ可能性もあり実施することは可能である。死体検案では損傷部のみならず死斑等の確認，胸腹部，外陰部の検査も必要なため衣服を脱がせて実施する。一方，死体の温度は直腸や鼓膜などの深部体温を測定する。したがって，正解はBである。

Minimum Requirement

● 医師法
第21条　医師は，死体または妊娠4か月以上の死産児を検案して異状があると認めたときは，24時間以内に所轄警察署に届け出なければならない。

● 死因・身元調査法
第5条　警察署長は，取扱死体について，その死因を明らかにするために体内の状況を調査する必要があると認めるときは，その必要な限度において，体内から体液を採取して行う出血状況の確認，体液または尿を採取して行う薬物または毒物に係る検査，死亡時画像診断その他の政令で定める検査を実施することができる。
2　前項の規定による検査は，医師に行わせるものとする。ただし，専門的知識および技能を要しない検査であって政令で定めるものについては，警察官に行わせることができる。
第8条　警察署長は，取扱死体について，その身元を明らかにするため必要があると認めるときは，その必要な限度において，血液，歯牙，骨等の当該取扱死体の組織の一部を採取し，または当該取扱死体から人の体内に植え込む方法で用いられる医療機器を摘出するために当該取扱死体を切開することができる。
2　前項の規定による身元を明らかにするための措置は，医師または歯科医師に行わせるものとする。ただし，血液の採取，爪の切除その他組織の採取の程度が軽微な措置であって政令で定めるものについては，警察官に行わせることができる。
第5条および第8条の規定は，変死体であるときは，検視後でないとこれらを実施できない。

まとめ　異状死の判断や届け出義務については，医師国家試験でも複数回，出題されている。一方，死因・身元調査法や死体検案の手順に関する事項はほとんど出題されていないが，**死体現象**に関する問題は数回出題されている。

死体検案についての原則を学んだ後は，実際に死因と死亡時刻についての判断を行わなくてはならない。

Reference　サクセス公 65, 77　MIX 432　アラーム 10　R公 164　公みえる 109

正解　問28-1：A／問28-2：B

CASE 29　早期死体現象

死後変化を説明できる。

Keywords：早期死体現象／縊死

52歳の女性。うつ病で近医に通院中である。某日の朝に自殺を図った女性が発見されたとの連絡があり，警察官の要請を受けて臨場した。女性は，自宅天井の梁にロープをかけて首を吊っており，片足は接地していた。布団の上に仰向けで寝かせて，死体検案を開始した。

問 29-1　女性の外表にみられる所見として**誤っている**のはどれか。
A　下腿の浮腫
B　顔面のうっ血
C　口腔粘膜下の点状出血
D　索状痕周囲の表皮剝脱
E　頸部を水平に走る索状痕

問 29-2　死体検案で以下の所見を得た：死斑は下肢と背面にみられ，指圧で褪色する。全身の関節で硬直は軽度に発現する。角膜は微濁し，左右瞳孔を透見できる。
死後経過時間はどれか。
A　2 時間　　　　　B　6 時間　　　　　C　12 時間
D　24 時間　　　　　E　48 時間

解法ポイント　我が国では自殺の原因として縊頸が最も多く，したがって，縊死の死体検案を要請されることが多い。首を吊っていることから考えると，索状痕は U 字型に走行する。そして，死斑は体の低い部分，すなわち下肢や上肢の下方に発現する。死体検案は，全身を寝かせて行うため，体位が変わる。死後間もない時には死斑は固定化されておらず移動する。したがって，背面にも死斑が発現する。

【問 29-1】　首を吊っている状況を考えれば，索状痕は水平ではなく U 字型になる。水平の索状痕であるとするならば，他人に首を絞められる絞頸を疑う。また，体位から考えて下肢は浮腫性となる。次に窒息死の所見を考える。頸部が圧迫されるので，頭顔部はうっ血性になる。そして，眼瞼や口腔の粘膜下に点状出血が発現する。ロープなどの硬い索状物で首を吊ると，ずれを生じながら圧迫されるため，索状痕の辺縁に表皮剝脱を伴うことが多い。以上より，誤っているのは E である。

【問 29-2】　全身の関節に硬直がみられているが，その程度は軽い。したがって，死後半日には至っていないと考えられる。もちろん全身に及んでいることから当然 2 時間は余裕に超えている。死斑は背面に移動していることから固定化されていない。このため死後 6 時間以内と考えられる。角膜が微濁であることは矛盾しない。したがって，死後 6 時間が最も近い。試験問題で，直腸温度が明記されている場合は，1 時間に 0.8℃ 低下すると考えて計算すれば，比較的平易に解答できる。しかし，直腸温度が外気温と一致している場合には，下がりきった状態であり，その他の所見を参考にして解答しなければならない。以上より，このような問題に

慣れておく必要があろう。正解はBである。

Minimum Requirement

● 早期死体現象

死後間もなくしてからみられる変化であり，関節の硬直，死斑の発現，角膜の混濁，深部体温の低下が該当する。早期死体現象は死の確徴である。

- **関節硬直**：死後2時間程度して顎関節から出現する。死後約6時間で全身の関節に至り，死後12～15時間で硬直の程度が最も強くなる。死後約1日半経過すると硬直は徐々に緩解していく。死後数時間までは，関節を用手的に動かして硬直を解いても，再硬直が起こる。周囲の温度が高いと，硬直が早く出現する。
- **死斑**：残存する血液が，重力の影響により体の低部に集まり，結果的に暗赤色調を呈するように見えることである。死後2時間程度で出現し，徐々に色調が明らかになって死後半日程度で最高程度になる。死後数時間までは，体位を変えると死斑は新たな体位の低い部分に移動するが6～8時間程度では，もとの死斑は消えずに新たな死斑と双方が認められる。死斑を指などで圧すると色調が消褪するが，徐々に固定化し死後18時間程度になると指圧でも褪色しない。死斑は腐敗が進むと緑色調を帯びる。死斑の色調や程度は死因によっても異なる。出血が多い死体では残存血液量が少ないため，死斑の色調は淡赤色調である。また，一酸化炭素中毒死や焼死では，一酸化炭素と結合したヘモグロビンが多く，血液および死斑は鮮赤色調になる。凍死でも酸素解離曲線の左方移動により血液と死斑は鮮赤色調になる。また，硫化水素中毒死では死斑が淡緑色調になる。
- **死後深部体温**（直腸温度，鼓膜温度）が1時間に0.5～1.0℃の割合で低下し（死後約10時間までは1時間に1.0℃，その後は0.5℃のペース），ついには外気温と等しくなる。痩せている人，小児，老人では体温低下速度が早い。
- **角膜の混濁**：死後の乾燥によって，角膜が混濁していく。死後2日目頃から混濁によって瞳孔を透見できなくなる。開眼していると混濁の進行が早い。

まとめ 　早期死体現象は，死後間もなくしてからみられる変化であり，関節硬直，死斑発現，角膜の混濁，深部体温の低下が該当する。早期死体現象は死の確徴である。早期死体現象は死後経過時間の推定に有用であり，また，死斑の色調を調べることは死因の推定に役立つ。

死後経過時間の推定については，主として早期死体現象をもとに行われる。

Reference 　一杉正仁：死体現象，臨床のための法医学（第6版），朝倉書店，2010

サクセス公 72　MIX 431　アラーム 11　R公 169　公みえる 112　　正解　問29-1：E／問29-2：B

CASE 30　死後経過時間の推定

死後経過時間を推定できる。

Keywords：早期死体現象／後期死体現象

> 75歳の男性。一人暮らし。約10年前に労作時の呼吸困難を訴え，自宅近くの診療所で肺気腫と診断されている。午後3時頃，自宅の寝室でうつ伏せになって死亡しているのを，訪れた家族が発見した。2時間後，警察の依頼により男性宅で検案を行った。検案所見：中肉中背。頸静脈は怒張し胸郭は樽状。硬直は全身の諸関節で強い。体前面に暗赤色の死斑を認め，指圧で消退しない。死斑の転移なし。角膜は中等度混濁。瞳孔径は両側5mm。直腸温23℃。室温18℃。

問30-1 死後経過時間として適切なのはどれか。
　　A　6時間　　　B　18時間　　　C　36時間　　　D　48時間　　　E　60時間

問30-2 今回の検案から24時間後の死体所見として適切なのはどれか。
　　A　再硬直現象
　　B　両側性死斑
　　C　直腸温11℃
　　D　瞳孔径3mm
　　E　下腹部の腐敗性皮膚変色

解法ポイント　死体所見から死後経過時間を推定する場面である。明らかな後期死体現象が認められない遺体では，死後経過時間は主として早期死体現象（体温降下，死体硬直，死斑，角膜混濁）から推定することを理解する。問30-2では，各死体現象が24時間後どのように変化しているのかを問うている。各死体現象の経時変化を理解しておく必要がある。

【問30-1】　検案所見から死後経過時間を推定する問題である。"Minimum Requirement"に示した早期死体現象の経時変化に基づき推定する。体温降下（死体冷却）現象は，死後10時間までは1℃／時間で低下，それ以降では0.5℃／時間で低下し，最終的に遺体周辺の外気温とほぼ等しくなる。したがって，検案時の直腸温（23℃）から死後経過時間を推定すると，37℃−23℃＝14℃＝（1℃×10）＋（0.5℃×8），すなわち10＋8＝18（時間）となる。死体硬直は全身の諸関節で強いことから死後12〜15時間，死斑は指圧で消退せず転移もしないことから死後15時間以上，角膜では混濁が中等度に達していることから死後半日から1日とそれぞれ推定される。したがって，最も適切な選択肢は18時間（○B）である。

【問30-2】　最初の検案から24時間後，すなわち死後約42時間経過した遺体の所見を推定するためには，各死体現象の経時変化を十分理解しておく必要がある。再硬直現象とは，検案時に死体硬直の程度を確認するため人為的に関節の硬直を緩解させても，その後再び筋肉の硬直が発現する現象のことで，死後5〜6時間以内で生じ得る（×A）。両側性死斑は死後8〜12時間にみられる現象で，例えば，死亡してから発見されるまでうつ伏せであった遺体を仰向けにすることで，体の前面および背面に死斑が生じ得る（×B）。直腸温11℃は，計算上，検案時から24時間後の直腸温に相当するが，室温18℃より大幅に低くなることは考えにくい（×C）。瞳孔を調節する瞳孔散大筋も死後硬直により収縮するが，この筋肉が収縮すると瞳孔径はむしろ大きくなる。また，死後2日近く経過しており，角膜混濁のため瞳孔径の正確な測

定は困難であると思われる（×D）。下腹部の腐敗性皮膚変色は死後1日くらいから発生する。したがって，正解はEである。

Minimum Requirement

● 早期死体現象
早期死体現象（体温降下，死斑，死体硬直，角膜混濁）の所見から死後経過時間を推定する。

早期死体現象を用いた死後経過時間の推定

死体冷却 （体温降下）	・死後，体温は低下し最終的に遺体周辺の外気温とほぼ等しくなる ・死後10時間まで 1℃/h で低下，死後10時間以降は 0.5℃/h で低下					
	（例）直腸温25℃の場合【通常，死亡時の直腸温度を37℃として計算】 37℃−25℃＝12℃＝（1℃/h×10 h）＋（0.5℃/h×4 h） ⇒ 死後経過時間（T）＝10 h＋4 h＝14 h ⇒ 春・秋：T×1.0，夏：T×1.4，冬：T×0.7					
角膜混濁		半日	1日	2日		
		軽度　　　中等度	高度	瞳孔透見不能		
死体硬直	2〜3 h	5〜6 h	6〜7 h	12〜15 h	1〜2日	2日(夏)〜7日(冬)
	顎・頸	再硬直可能	全身諸関節	最強	緩解開始	緩解
死斑	30分		4〜5 h	8〜12 h	12〜15 h	1日
	出現 → 増強 → → → → → → → 完成					
			指圧で容易に消退→強い指圧で消退→→→指圧で消退しない			
			体位変換で完全移動→両側性死斑→→→移動なし			

● 後期死体現象
早期死体現象に引き続いて起こる死後変化。微生物による腐敗と組織内酵素による自家融解が同時並行的に進行して死体が分解・崩壊し，最終的に白骨となる。代表的なものとして腐敗性変色，腐敗水疱，腐敗ガス，巨人様化，蛆や動物等による死体損壊がある。

腐敗性変色

1〜2日	2〜4日
下腹部皮膚の淡緑色変色	皮下静脈の腐敗網（血管網）

● Casperの法則
腐敗の進行速度は，大気中を1とした場合，水中では1/2，土中では1/8とされる。

まとめ　死後経過時間は，早期死体現象（体温降下，死体硬直，死斑，角膜混濁）および後期死体現象の所見に基づいて推定する。
　　死体検案で死因が確定できない，あるいは事件性がある場合には，法医解剖が行われる。

Reference　サクセス公 72　MIX 431　アラーム 11　R公 170　公みえる 112　正解　問30-1：B　問30-2：E

CASE 31　法医解剖

病理解剖，司法解剖，行政解剖について説明できる。

Keywords：病理解剖／法医解剖（司法解剖，監察医解剖，死因・身元調査法解剖）／承諾解剖

ある朝9時に，精神病院の階段踊り場で，てんかんの診断で入院中の35歳の女性患者が倒れて死亡しているのが発見された。階段付近での目撃者はなく，看護師が朝6時に病室で目撃したのが最後であったという。患者の頭部には挫創があり，出血していた。

問31-1 この患者への対応として正しいのはどれか。
- A　病理解剖を依頼する。
- B　警察に連絡し，検視を行ってもらい，対応を任せる。
- C　頭部打撲による頭蓋内出血として外因死の死亡診断書を発行する。
- D　死亡時画像診断（Ai）を行い，頭部打撲による頭蓋内出血として外因死の死亡診断書を発行する。
- E　てんかん発作により転落し，頭部打撲による頭蓋内出血で死亡したとして病死の死亡診断書を発行する。

問31-2 検視の結果，犯罪死の疑いを認めなかった。死因究明のため，警察署長の判断により解剖を行うこととなった。
この解剖はどれか。
- A　行政解剖
- B　系統解剖
- C　司法解剖
- D　病理解剖
- E　死因・身元調査法解剖

解法ポイント　入院中の患者の事故にはしばしば遭遇する。死因が不明な場合であって，外因死が考えられる場合には，原則として警察に連絡し，検視を経なくてはならない。病理解剖はあくまで病死の場合に，病因を究明するために行われるものであるので，間違っても病理解剖を依頼してはならない。

【問31-1】　てんかんに罹患している患者であるからといって，安易に病死として診断書を発行すべきではない（×E）。外因死の診断をした場合には，異状であるため警察署に届け出て検視を経なくてはならない。すぐに診断書は発行すべきではない（×C）。外因死の疑われる場合には病理解剖を行ってはならない（×A）。死亡時画像診断を行ったからといっても，外因死が疑われる場合には，警察に連絡しなくてはならない（×D）。転落の詳細が不明であって頭部に外傷があるわけなので，医師法21条により警察署に届け出をしなくてはならない（○B）。

【問31-2】　系統解剖は，主に学生教育のために行われる解剖である（×B）。いわゆる行政解剖は，事件性の疑いがない死体について監察医の判断で行われる（狭義）（×A）。司法解剖は，事件性の疑いがある死体について検察，警察または裁判所の嘱託により行われる（×C）。死因・

身元調査法解剖は，事件性の疑いがない死体について警察署長の判断で行われる（○E）。病理解剖は，主治医の依頼のもとに行われる（×D）。

Minimum Requirement

● 我が国の解剖制度
日本はいくつかの解剖制度がある。
① 系統解剖（死体解剖保存法）：学生の教育目的に行われる解剖。遺族の承諾は必要。
② 病理解剖（死体解剖保存法）：教育・研究目的で病因を究明する解剖。遺族の承諾が必要。
③ 法医解剖
  (1) 司法解剖（刑事訴訟法）：犯罪または犯罪疑いの死体の死因を究明するために警察・検察または裁判所の嘱託で行われる解剖。通常は検視官による検視を経て，警察が必要性を判断する。遺族の承諾は不要。
  (2) 死因・身元調査法解剖（死因・身元調査法）：事件性がない死体であって，死因や身元が不明の時に行われる解剖。通常検視を経て警察署長が必要性を判断する。遺族の承諾は不要であるが，説明は必要。新たな法律で規定された解剖であるので，新法解剖とも呼ばれる。
  (3) 監察医解剖（死体解剖保存法）：監察医制度施行区域で，警察による検視で事件性のない死体につき，検案した監察医が死因を究明するためにその判断で行われる解剖。行政解剖（狭義）ともいわれる。遺族の承諾は不要である。
  (4) 承諾解剖（死体解剖保存法）：監察医制度施行外の区域で，事件性がない死体であって，死因が不明の時に行われる解剖。通常検視を経て警察が必要性を判断する。行政解剖と目的は同じである。遺族の承諾が必要。

まとめ 外因死が疑われる場合には，警察に届け出なくてはならない。医事紛争を防止するためにも院内で起きた外因死を病院だけで処理してはならない。
検案や解剖の基礎的知識を学んだ後は，実際の突然死例における死因究明について学ぶ。

Reference　サクセス公 65　MIX 8　アラーム 82　R公 166　公みえる 110　　正解　問31-1：B／問31-2：E

CASE 32　来院時〈院外〉心肺停止〈CPA〉

突然死の定義を説明でき，突然死をきたしうる疾患を列挙できる。

Keywords：院外心肺停止／異状死

某日，58歳の男性が運転していた業務用貨物自動車を道路脇に停車させた。その後，突然発車し，約30メートル先の電柱に衝突した。現場に到着した救急隊員が運転者を確認したところ既に心肺停止状態であった。救急車で病院に搬入されたが，男性の顔面および前胸部に皮膚変色部を認めた。蘇生処置による心拍再開はなく，午後2時10分に死亡が確認された。その後，胸部CT検査で心嚢内に液体貯留が認められた。男性の家族によると，約8年前から高血圧で内服治療中であった。

問 32-1 心嚢内の液体貯留の原因となるのはどれか。**2つ選べ。**
- A　大動脈解離
- B　肥大型心筋症
- C　大動脈弁狭窄症
- D　Brugada症候群
- E　心筋梗塞による心破裂

問 32-2 医師の対応として正しいのはどれか。
- A　死亡診断書を交付する。
- B　死亡時刻は午後2時10分とする。
- C　異状死として所轄警察署に届け出る。
- D　死因究明のための解剖は不要である。
- E　労働災害死亡事故として労働基準監督署に届け出る。

解法ポイント　来院時（院外）心肺停止患者について，その原因疾患に関する基礎的知識や死亡確認後の適切な対応が求められる場面である。我が国では，平成26〈2014〉年中に救急搬送された心肺停止傷病者は12万5,951人で，うち約6割が心原性心肺停止であった。また，**院外心肺停止症例では，目撃情報が乏しい，死亡経過や死亡状況が不明，外力と死亡との因果関係が不明などの理由から，医師法21条の異状死として所轄警察署に届け出る場合が多い。**

【問 32-1】　運転中の突然死が疑われる院外心肺停止症例で認められた心嚢内液体貯留の原因を問うている。心嚢内液体貯留，すなわち心タンポナーデは，心嚢内に多量の液体が貯留することで生じた心臓の拡張不全であり，急速にショックへと進行する。また，心タンポナーデは突然死をきたす病態として重要であり，その原因として大動脈解離，心筋梗塞に続発する心破裂，心外膜炎などがある。したがって，正解はAとEである。**Minimum Requirement**に突然死をきたしうる代表的な疾患や病態を挙げる。Bの肥大型心筋症，Cの大動脈弁狭窄症，DのBrugada症候群はいずれも突然死をきたしうるが，心タンポナーデと直接の関係はない。

【問 32-2】　院外心肺停止患者の死亡確認後における適切な対応を問うている。本症例は蘇生処置による心拍再開がないことから診療継続中の患者とはいえず，死体検案書を交付することになる（×A）。**死亡時刻はあくまでも死亡した時刻であり，死亡を確認した時刻ではない**（×B）。本症例の場合，医学的・客観的に推定される死亡時刻を死体検案書の「死亡したとき」の欄に記載する。顔面と胸部に打撲傷を認めることから異状死と判断し，24時間以内に所轄警察

署に届け出なければならない（○C）。心タンポナーデは胸部打撲による大動脈解離や心臓破裂でも生じうる。本症例で認められた心タンポナーデが疾病または胸部打撲のどちらに起因するのか解剖により究明する必要がある（×D）。労災の認定は，被災労働者やその遺族からの請求書に基づき労働基準監督署長が行う（×E ☞ **Case 21** 参照）。

Minimum Requirement

● 突然死

- 突然死とは，一般に発症後 24 時間以内の予期せぬ死亡とされ，外因死を除外した内因性急死を指すことが多い。異状死体に占める突然死の割合は高い。
- 死因は虚血性心疾患などの心臓性突然死が最も多く，次いで脳血管疾患となっている。
- 突然死の多くは自宅で発症している。スポーツ中や運転中の発症では外力と死亡との因果関係の有無について慎重な判断が必要である。また，業務中の発症では過労死や労災認定が問題となる場合がある。

突然死をきたしうる代表的な疾患・病態

心臓疾患	虚血性心疾患	不安定狭心症，急性心筋梗塞とその続発合併症（心破裂など），陳旧性心筋梗塞
	心筋症	肥大型心筋症，拡張型心筋症
	先天性心疾患	Fallot 四徴症，Eisenmenger 症候群，大血管転位症，Ebstein 奇形
	弁膜異常症	大動脈弁狭窄症，僧帽弁逸脱症候群，僧帽弁狭窄症
	刺激伝導障害	Brugada 症候群，QT 延長症候群，完全房室ブロック，洞不全症候群，WPW 症候群
神経疾患		脳卒中（くも膜下出血，脳内出血，脳梗塞），てんかん，多系統萎縮症
脈管疾患	大動脈	大動脈解離，大動脈瘤破裂，大動脈縮窄症
	その他	肺血栓塞栓症，肺高血圧症，冠動脈奇形，冠動脈瘤（川崎病など）
呼吸器疾患		気管支喘息，慢性閉塞性肺疾患
消化器疾患		消化管出血，膵炎，イレウス
代謝疾患		糖尿病性ケトアシドーシス
妊娠合併症	母体	子宮外妊娠，羊水塞栓症，子宮破裂，前置胎盤，癒着胎盤，子癇による脳内出血
	胎児・新生児	先天奇形，感染症，先天性代謝異常，周産期仮死
感染症	全身性	敗血症
	心血管系	心筋炎（コクサッキー B），心外膜炎
	呼吸器系	肺炎，急性喉頭蓋炎
	中枢神経系	髄膜炎（B 群連鎖球菌，インフルエンザ桿菌，肺炎球菌など）
	血液	マラリア
	消化管	胃腸炎
その他		乳幼児突然死症候群，青壮年突然死症候群，睡眠時無呼吸症候群

まとめ 突然死は虚血性心疾患などの心臓性突然死が最も多い。異状死体に占める突然死の割合は高い。次項では，表の最下行「乳幼児突然死症候群」について取り上げる。

Reference サクセス公 135　YN C154　　　正解 問 32-1：A，E／問 32-2：C

CASE 33 乳幼児突然死症候群

乳幼児突然死症候群（SIDS）を説明できる。

Keywords：乳幼児突然死症候群

ある朝両親が起床したところ，生後3か月の男児が冷たくなっているのに気がつき，119番通報した。心肺停止状態で，救急車で病院に搬送され，まもなく死亡が確認された。外表には損傷がなく，ベビーサークル内に1人で，うつ伏せで寝ていたという。現在までに既往症はなく，妊娠・出産時にも異常はなかった。外表に明らかな異状はないが，死亡状況は定かではない。

問 33-1 この症例に対する主治医の対応として正しいのはどれか。
A 警察署には届け出ず，病理解剖を勧める。
B 外表には異状はないが，異状死として警察署に届ける。
C 乳幼児突然死症候群として病死の死亡診断書を発行する。
D 乳幼児突然死症候群として病死の死亡診断書を発行するが，警察署にも届け出をする。
E 死亡時画像診断（Ai）を行った上で，乳幼児突然死症候群として病死の死亡診断書を発行する。

問 33-2 乳幼児突然死症候群の危険因子と**されていない**のはどれか。
A 妊娠中に喫煙する。
B 母乳により哺育する。
C やわらかい枕を使用する。
D 多くの掛け物で温かくする。
E 親が飲酒後にソファーで添い寝する。

解法ポイント 乳幼児突然死症候群（Sudden Infant Death Syndrome：SIDS）は，それまでの健康状態および既往歴からその死亡が予測できず，しかも死亡状況調査および解剖検査によってもその原因が同定されない，原則として1歳未満の児に突然死をもたらす症候群のことをいう。診断には剖検が必要とされている（SIDS診断ガイドライン，厚生労働省SIDS研究班）。剖検されていない場合および状況が調査されていない場合には，死因を「不詳」とし，死因の種類は「12. 不詳の死」とする。

【問 33-1】 乳幼児突然死症候群の診断には，剖検が必須とされており，そのまま，もしくは画像検査のみを行って病死の診断書を発行してはならない（×C，×D，×E）。したがって，乳幼児突然死症候群として病死の診断をするには，死因が不詳であるため遺族に解剖を勧める必要がある。外表上の異常はなくとも死亡状況が定かでない場合は，異状死として警察署に届け出るのが無難である（×A，○B）。

【問 33-2】 乳幼児突然死症候群の危険因子には様々なものがあるが，うつぶせ寝，人工栄養哺育，保護者などの習慣的喫煙が三大因子といわれる。ほかにも添い寝（○E），妊娠中の喫煙（○A），妊娠37週以下での出産，やわらかな寝床（○C），親の無職，温め過ぎ（○D）などがいわれている。人工乳による哺育との関係はいわれているが，母乳との相関はない（×B）。

Minimum Requirement

● 乳幼児突然死症候群

　我が国での発症頻度はおおよそ出生4,000人に1人と推定され，生後2～6か月に多く，まれには1歳以上で発症することがある。従来よりリスク因子として，妊婦および養育者の喫煙，非母乳保育，うつぶせ寝などが挙げられており，世界各国でこれらのリスクを軽減する運動が展開され大きな成果を挙げている。診断には，乳幼児突然死症候群（SIDS）以外の，乳幼児に突然の死をもたらす疾患および窒息や虐待などの外因死との鑑別診断が必要である。単にうつぶせ寝をさせていたこと等のみをもって診断してはならず，剖検が必要とされている。原因に関しては，睡眠に随伴した覚醒反応の低下を含めた脳機能の異常，先天性代謝異常症の存在，感染症，慢性の低酸素症の存在，等々種々のものが考えられているが，未だ解明に至らず，国内外の専門家によってその原因究明と予防法の確立に向けた研究がなされている。

まとめ　乳幼児突然死症候群と診断するには，剖検が必要である。
　　　　　窒息などの外因死との鑑別が必須であるが，次章では外因死（不慮の事故死）症例を提示する。

Reference　サクセス公 79　MIX 420　R公 308　公みえる 219　　**正解**　問33-1：B／問33-2：B

第4章

外因死の診断と発生機序の解明
―外傷学を学ぶ―

Case 34「創傷の種類」·· p. 78
Case 35「頭部外傷」·· p. 81
Case 36「事故による障害（交通事故）」··· p. 84
Case 37「事故による障害（溺水）」·· p. 87
Case 38「熱　傷」··· p. 89
Case 39「低温・高温環境による疾患」·· p. 92
Case 40「電撃傷と感電死」·· p. 94

　外傷の発生機序を考えることは，成傷器や受傷状況を解明するうえで必要である。これが，事件の真相や事故の原因究明につながる。また，外傷における生体の反応を理解することは，治療を行ううえで欠かせない。そして適切な初期治療を習得することは，救急医療や災害医療現場で重要である。

　さて我が国では，15～34歳の死者の半数以上が外因死である。若年者の死亡は大きな社会的損失につながるので，事故の発生を予防し，また傷害を負った人の重症度を低減する必要がある。このためにも，適切なトリアージを含めた病院前救護活動や救急医療の充実が求められる。

　外傷の基本を学ぶことは，臨床実習や初期臨床研修のためにも必須である。法医学で損傷について学ぶことは，外科総論の学習につながり，個々の部位における外傷は，外科系各科や救急医学への橋渡しになる。したがって，図や写真を利用して，大いに学んでいただきたい。

CASE 34 創傷の種類

外傷の処置に参加できる。

Keywords：挫創／裂創／切創／刺創

自傷後に搬送された女性の左手首の写真を示す。損傷は開放創で創縁は整鋭。創縁周囲に表皮剝脱なし。両創端は鋭。創洞内に架橋状組織なし。創口の長さに比して創洞は浅い。

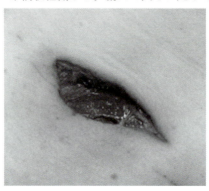

問 34-1 この創傷の種類はどれか。
A 割創　　B 挫創　　C 刺創　　D 切創　　E 裂創

問 34-2 推定される成傷器はどれか。**2つ選べ**。
A 斧　　　　　　　B 錐　　　　　　　C 包丁
D カッター　　　　E アイスピック

解法ポイント　救急医療現場では多様な外傷形態に遭遇する。外傷患者の処置や諸種検査を適切かつ迅速に実施するために，損傷の基礎的知識に基づく創傷の種類や成傷方法などの判断が求められる。問 34-1 および問 34-2 は創傷の種類および成傷器（凶器）をそれぞれ問うている。**Minimum Requirement** 記載の基礎的知識を正確に理解することが重要である。

【問 34-1】　創傷の種類を鑑別するためには，**Minimum Requirement** に記載された損傷の種類，「創」の各部名称および代表的な開放性損傷の知識が必要となる。開放性損傷とは皮膚に創口を有する損傷のことである。本症例は開放性損傷（開放創）であり，その創口，創縁，創端および創洞の各性状や架橋状組織の有無について一つ一つ確認することで創傷の種類を判断することできる。まず，創洞内に架橋状組織を伴っていないことから鋭器損傷と分かり，鈍器損傷であるB（挫創）とE（裂創）は除外される。A（割創）は鋭器損傷であるが，斧，鉈，日本刀など重量のある刃物で叩き切るため創端は尖鋭でなく線分状で表皮剝脱も伴いやすい。したがって，Aも除外される。C（刺創）およびD（切創）の鑑別では，両創端の性状と創洞の深さ（創底までの深さ）が有用である。創端の性状は創縁を接着させた状態で観察すると良い。本症例は，両創端が尖鋭で創洞も浅いことから，切創と判断される。したがって，正解はDである。なお，創縁における表皮剝脱の有無は，挫創と裂創を鑑別する上で重

【問 34-2】　本症例のような切創を生じさせる成傷器（凶器）を問うている．A（斧）のような重量のある刃物で「叩き切る」と割創が生じる．B（錐）やE（アイスピック）のような先端の尖った刃のない器具（有尖無刃器）で「刺す」と刺創が生じる．C（包丁）やD（カッター）のような器具（有尖片刃器）で「切る，刺す」と切創や刺創が生じる．したがって，正解はCとDである．

Minimum Requirement

● 損　傷

損傷とは機械的外力の作用により組織の生理的連絡が断たれた状態をいう．

・**損傷の種類**：損傷には鋭器損傷，鈍器損傷，銃器損傷の3種類がある．

種　類	成傷器（凶器）	成傷方法	創傷の種類
鋭器損傷	刃器，刺器 包丁　　錐	切る，刺す，叩き切る	切創，刺創，割創など
鈍器損傷	あらゆる鈍体 ハンマー　丸太	打撲，擦過，圧迫，伸展	表皮剝脱，皮下出血，挫創，裂創，杙創，など
銃器損傷	拳銃，散弾銃など 散弾銃	銃弾の発射	射創（銃創ともいう）

・「創」の各部名称

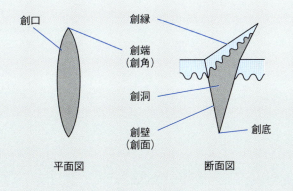

平面図　　断面図

・**代表的な開放性損傷**
切創：鋭利な刃部などを人体表面に押し当て長軸方向に引いてできる損傷
刺創：先の尖った物体を人体に刺入してできる損傷
挫創：皮膚が鈍体と皮下の骨との間に挟まれ挫滅してできた損傷。頭部で生じやすい
裂創：皮膚が強く牽引され裂けてできた損傷。通常、外力作用点と裂創部位は異なる

代表的な開放性損傷	鋭器損傷（有尖片刃器の場合）		鈍器損傷	
	切 創	刺 創	挫 創	裂 創
創 口				
断 面				
創縁/表皮剥脱	整鋭/なし	整鋭/なし	不整/あり	比較的整/なし
創 端	両端尖鋭	片端尖鋭，片端鈍	不 整	両端鋭
創洞内の架橋状組織*	なし	なし	あり	あり

＊架橋状組織：創洞内で橋渡し状に認められる血管や神経、結合組織のこと

まとめ 意識不明の外傷患者の場合や受傷時に目撃者がいない場合などでは事件性の有無も問題となる。来院時に損傷の部位や分布、創傷の形状を時間の許す限り丁寧に観察し、必要であれば物差しを当てて写真撮影することも重要である。

創傷学の基本的知識は、まず外表損傷から学んだ。次項では、内部の損傷について学ぶ。

Reference　サクセス公 136　MIX 432　　　　正解　問 34-1：D／問 34-2：C，D

CASE 35 頭部外傷

頭部外傷の分類を説明できる。

Keywords：頭部外傷

58歳の男性。心房細動の診断で近医に通院中であり，抗凝固薬を内服している。某日の夜に飲酒し帰路についたが，路上で倒れているところを通行人に発見され，救急車で搬送された。来院時には，開眼しているが呂律が廻らない状態であり，問いかけに対して正しい返答ができていない。後頭部に表皮剥脱を認め，左右肘頭部と臀部に淡赤色の皮膚変色部を認める。顔面および下肢に損傷はみられない。全身にアルコール臭を認める。血圧は160/84 mmHg，心拍数84/分で不整である。

問 35-1 まず行うべき検査はどれか。
- A 心電図
- B 頭部CT
- C 血球算定
- D 腹部超音波
- E 血液中アルコール

問 35-2 この男性に**みられにくい**損傷はどれか。
- A 前頭蓋窩の骨折
- B 前頭部の脳挫傷
- C 外傷性くも膜下出血
- D 後頭部の帽状腱膜下血腫
- E 頭頂部の急性硬膜下血腫

解法ポイント 飲酒後に路上で倒れていた男性についての問題である。後頭部，左右肘頭部，左右臀部に損傷があることから，後方から路上に転倒したことが予想できる。特に後頭部を打撲しているので，まず頭部外傷の検索が必要である。男性は開眼しているものの，正しい受け答えができていないので，すでに意識障害があると考えられる。もちろん，酩酊の影響もあるが，頭蓋内損傷の有無をまず確認しなければならない。

【問 35-1】 頭蓋内損傷の有無を調べることがまず優先される。したがって，頭部CTをまず行う。路上に倒れていたという状況では交通外傷も否定できないので，その後に全身の検索（システムレビュー）を行う。したがって，腹部エコーで腹腔内出血などの確認を行うことや，末梢血検査で貧血の有無を確認することも重要であるが，頭部CTの後で良い。心電図は，心房細動の病歴や手術を行うために心機能を確認する上で重要であるが，最優先に行うことではない。血中アルコールは酩酊の程度を調べる上で重要であるが，同様に優先されるべき事項ではない。以上より，正解はBである。

【問 35-2】 後頭部を路面に強打した際に生じる損傷を考えれば良い。まず，後頭部への直達外力によって頭皮下の帽状腱膜下に出血が生じる。後頭部への外力は，頭蓋内において，並進加速度および回転加速度となって脳に伝わる。並進加速度によって脳が打撲側に相対変位すると，反対側である前頭部には陰圧が生じる。これが引っ張りの力となって脳が損傷される。この損傷を対側損傷（contrecoup injury）と呼ぶ。また，回転加速度によって脳にせん断力が生じると，脳と硬膜との間に相対運動が生じるので，脳表面の血管や架橋静脈の損傷が生じ，硬膜下血腫となる。頭部外傷では脳動静脈の軽微な損傷でも外傷性くも膜下出血が生じ得る。なお，後頭部に直達外力が加わるので，後頭骨やこれに連続した後頭蓋窩の骨折は生

じ得る。しかし，前方の頭蓋底に骨折が生じることは考えにくい。したがって，正解はAである。

Minimum Requirement

- **脳挫傷**
  - 脳組織の損傷であり，肉眼的には脳実質の小出血として確認できる。
  - 外力が作用した側に生じる損傷を coup injury，反対側に生じる損傷を contrecoup injury という。
  - 前頭部打撲では coup injury として，後頭部打撲では contrecoup injury として，前頭葉の挫傷が生じやすい。

- **硬膜外血腫**
  - 側頭部から頭頂部に生じやすく，骨折を合併することが多い。
  - 多くは中硬膜動脈の損傷で生じる。
  - 頭部CTでは頭蓋骨直下で凸レンズ型の低吸収域が特徴的所見である。

- **急性硬膜下血腫**
  - 脳表面の血管や架橋静脈の破綻で生じる。
  - 脳挫傷に合併することが多い。
  - 頭部に作用する回転外力が発生に大きく寄与している。したがって，骨折を合併しないことも多い。
  - 頭部CTでは頭蓋内で三日月型の低吸収域が特徴的である。

- **びまん性軸索損傷**
  - 主として脳に作用するせん断応力によって広範囲に白質の軸索が損傷される。
  - 頭蓋内に占拠性病変はみられない。
  - 受傷直後から意識障害が遷延する。

- **慢性硬膜下血腫**
  - 多くは軽微な頭部打撲の後，しばらくして（2〜4週間）生じる硬膜下の血腫。
  - 高齢者，男性，抗凝固薬内服者などに多い。
  - 徐々に脳神経症状が出現するため，認知症などと誤診されやすい。

- **死に至るメカニズム**
  　脳実質の浮腫や頭蓋内の出血等で頭蓋内圧が亢進することや，脳幹部に損傷が生じることで死に至る。したがって，頭蓋内出血などを早期に発見してこれらを除去することや脳浮腫の進展を抑制することで救命可能となる。頭部外傷後に頭蓋内出血が生じていても意識が保たれる時期（意識清明期）があるので，診断は慎重に行う。

頭部CT画像

・急性硬膜外血腫（107A-12）

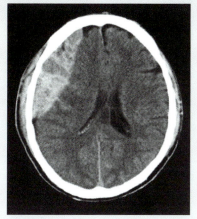

・慢性硬膜下血腫（104G-69）

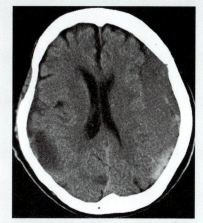

・急性硬膜下血腫（107A-12）

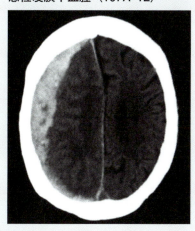

・頭蓋骨骨折，脳損傷（104A-43）

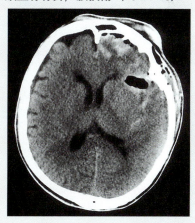

まとめ 転倒などで頭部外傷の疑いがあるときは早期にCT検査を行う。頭部打撲では，打撲部の帽状腱膜下血腫，頭蓋骨骨折および硬膜外血腫を疑う。そして，主として並進加速度による脳挫傷，回転加速度による硬膜下血腫も起こり得る。前頭部打撲ではcoup injuryとして，後頭部の打撲でもcontrecoup injuryとして前頭葉の脳挫傷が生じやすい。

頭部のみならず，全身の損傷について次項で学ぶ。

CASE 36 事故による障害（交通事故）

外因死の種類を列挙し，内容を説明できる。

Keywords：交通外傷

72歳の女性。体格は小柄である。道路を横断しようとしたところ，左側から走行してきたボンネット型普通乗用車にはねられた。直ちに救急車で病院に搬送された。来院時，血圧は90/54 mmHg，心拍数116/分，意識は清明であった。左側頭部に挫創を認めたため，頭部CTが施行されたが，頭蓋内損傷はなかった。また，胸部では胸腔内に液体貯留を示唆する所見はなかった。検査直後から，徐々に意識レベルが低下し，収縮期血圧が60 mmHgとショック状態になった。輸液等が行われたが，まもなく心肺停止状態になり，搬送から2時間後に死亡した。

問36-1 考えられる損傷はどれか。**2つ選べ**。
- A 骨盤骨折
- B 大腿骨骨折
- C 頭蓋底骨折
- D 外傷性血気胸
- E びまん性軸索損傷

問36-2 この後，死因確定に有用な検査はどれか。**2つ選べ**。
- A 胸部CT
- B 頸髄MRI
- C 骨盤部CT
- D 末梢血検査
- E 腹部血管造影

解法ポイント 歩行者がボンネット型の普通乗用車にはねられるという典型的な事故である。小柄な女性の場合は身長が150 cm程度であり，腰部がボンネットの先端，バンパーからボンネットにかけての車両前部が大腿部と打撲する。その後，胸部をボンネットに，頭部をフロントガラスに打撲する。最初の衝突時には自動車の重量と速度に依存した大きなエネルギーを受ける。

【問36-1】 本例ではまず左側の大腿部と骨盤部を打撲するため，これらの骨折が最も考えやすい。胸腔内に液体貯留の所見がないので，外傷性血気胸は否定的と考えられる。また，頭蓋内に損傷がないことから，頭蓋底骨折の可能性は低いであろう。受傷直後に意識が清明であることは，びまん性軸索損傷の特徴的所見ではない。以上より，正解はA，Bである。

【問36-2】 女性は当初意識が清明であったことから，徐々にショック状態に陥ったと考えられる。頭蓋内損傷がなく，胸部の液体貯留も否定されていることから，腹部から骨盤部に損傷があると推定できる（×A）。ここで，事故状況を勘案すれば，主として骨盤骨折によって出血性ショックになったことが考えやすい。すなわち，骨盤部の損傷を調べる（○C）ことと，貧血の状態を調べる（○D）必要がある。なお，死亡確認後は心停止しているので，造影剤を用いた検査（×E）は困難である。さらに，医療経済的観点から死後MRI検査（×B）は困

難である。なお，臨床経過を加味しても頸髄損傷は考えにくい。したがって，正解はC，Dである。

Minimum Requirement

● 交通外傷の特徴
・鈍的外傷が多い。
・重症損傷が多い。
・多発外傷が多い。
・外表の損傷程度と内部損傷との程度が一致しない。
・状況を考慮することで，ある程度の損傷が予測できる。

● 近年の交通外傷の傾向
・事故後24時間以内の死者数は4,117人（2015〈平成27〉年）である。近年低下しつつあったが，15年ぶりに前年より4人増加した。死者の多く（54.6％）は65歳以上の高齢者である。
・死者のうち，最も多いのは歩行者である（36.4％）。負傷者では，自動車乗員が最も多く（65.6％），自転車乗員が15.2％と続く（2014〈平成26〉年度）。
・自動車事故の原因として運転者の体調変化が挙げられ，自動車事故の約1割を占める。

● 歩行者の損傷
・衝突車両の形状や速度に大きく依存する。ボンネット車との衝突では，まず下肢から腰部が車両前面（バンパーからボンネット先端）に衝突し，その後，胸部がボンネットに，頭部がボンネットやフロントガラスに衝突する。キャブオーバー車との衝突では，頭部や胸部と車体前面が接触し，その後前面に飛ばされることが多い。
・車両との衝突の後，路面との衝突で損傷を負う。低速度の衝突では，車両との接触による損傷よりも，路面との接触による損傷の方が重篤なことがある。

車両形態別にみた，衝突時の歩行者挙動

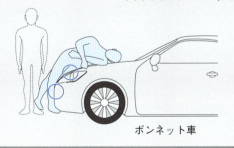
ボンネット車

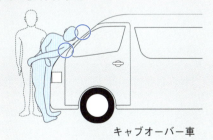
キャブオーバー車

● 自動車乗員の損傷
・多くの車両では前席の前面エアバッグが標準装備されている。したがって，シートベルトを正しく着用していれば，胸部や顔面がステアリングなどの車室内構造物に直接打撲することは少ない。
・シートベルトを着用していないと，衝突時に全身が前方からやや上方へ変位し，エアバッグ展開前に胸部を車室内構造物と打撲することや，頭部がピラーやフロントガラスに接触することがある。
・側面衝突では，衝突時に衝撃が吸収できる車体の構造物が少ないため，低速度でも重症損傷を負う。特にサイドガラスやピラーで頭部の損傷が，ドアとの接触で胸部の損傷が起こる。これらの損傷予防にはサイドエアバッグが効果的である。

● 原付・二輪車乗員の損傷
・法律でヘルメットの着用は義務づけられている。したがって，一見して頭部外表に変化がないこともあるが，頭頸部に重症損傷を負うことが多い。
・特に転倒時に胸部を強打することが多く，胸部損傷の検索が重要である。
・中型以上の二輪車事故では，燃料タンクと外陰部との接触による骨盤や外陰部損傷が特徴的である。

まとめ　交通外傷の特徴として，鈍的外傷が多い，重症損傷が多い，多発外傷が多い，外表の損傷程度と内部損傷との程度が一致しない，状況を考慮することで，ある程度の損傷が予測できることが挙げられる。特に歩行者の損傷は，衝突車両の形状や速度に大きく依存する。ボンネット車との衝突では，まず下肢から腰部が車両前面（バンパーからボンネット先端）に衝突し，その後，胸部がボンネットに，頭部がボンネットやフロントガラスに衝突する。
　　　直達外力だけでなく，様々な環境要因による外因死例がある。次項で学ぶ。

Reference　寺野彰，一杉正仁 編：集中講義 医事法学・法医学，メジカルビュー社，2012

正解　問36-1：A, B／問36-2：C, D

CASE 37　事故による障害（溺水）

溺水について内容を説明できる。

Keywords：溺水／鼻口部の細小泡沫／胃内水溶液貯留徴候／プランクトン検査

17歳の男子。夏に近くの川で同級生と泳いで遊んでいたが，急に姿が見えなくなった。救急隊の捜索により，500 m下流の川底に沈んでいるのが発見された。

問 37-1 外表所見として**適切でない**のはどれか。
- A 川底の草を握っている。
- B 手指が漂母皮化している。
- C 頭頸部がうっ血している。
- D 背面に明瞭な死斑を認める。
- E 鼻口部に細小泡沫（シャウムピルツ）を認める。

問 37-2 解剖検査でみられる所見はどれか。**3つ選べ**。
- A 気道内が空虚である。
- B 副鼻腔内に液体が貯留している。
- C 臓器からプランクトンが検出される。
- D 両肺が退縮し，重量が減少している。
- E 胃内水溶液貯留（ワイドラー徴候）が認められる。

解法ポイント　典型的な溺死の所見に関する問いである。溺死は気道内に川水，海水や風呂水などの液体が流入することによって呼吸ができなくなり死に至るものである。溺死体は，単に水中で発見された水中死体とは異なる。

【問 37-1】　溺死の外表所見は，川の流れなどに影響されて死斑が認められないこと（×D）や，鼻口部に細小泡沫（シャウムピルツ）が認められること（○E），頭頸部がうっ血する（○C）などのほかに，死亡時に川底の砂や草などをつかんでいること（○A）なども知られている。ある程度の期間水中に置かれていた死体では手指が漂母皮化しているものもある（○B）。ただし，死斑が認められないことと手指が漂母皮化していることは水中死体の所見であって，溺死に特有の所見ではない。

【問 37-2】　解剖における溺死の所見は，いわゆる溺死肺の所見（肺の膨隆，うっ血と水腫による重量増加）が有名である（×D）。気道内には，吸引した水の貯留が認められ（×A），肺に流入した水の中に含まれるプランクトンは，心停止までの間，血流にのって全身を巡るため，臓器中からプランクトンが検出される（○C）。死後CT画像（Ai）では肺の斑状影と気道内の液体貯留のほかに，副鼻腔内にも液体貯留が認められることが多い（○B）。また，水を誤飲している症例も多く，胃内に水溶液が貯留していることや，胃内容物を静置しておくと三層に分離するなどの特徴が認められる（ワイドラー徴候）（○E）。

Minimum Requirement

● 溺死体の所見

鼻口部細小泡沫，気道内・副鼻腔内・胃内液体貯留，急死の所見（暗赤色流動心臓血，臓器のうっ血，溢血点），プランクトン検査陽性，胸水・血液の電解質の変化。頭頸部のうっ血，手指に草などをつかんでいるなどの所見がある。死斑が認められない，手指の漂母皮化などは水中死体の特徴として知られている。

● 溺死の所見

気道内の泡沫	鼻口部から気管・気管支に細小泡沫を多く含む白色ないし赤色液がみられる。
いわゆる溺死肺	肺は膨張し重く，それぞれの胸腔を完全に占拠して膨隆する。溺水吸引による肺水腫がみられ，割面からは細小泡沫を多く含む白色ないし赤色液が流出する。肺門部で特に水腫性が強く，辺縁は気腫性となる。
胸腔内液貯留	時間が経過すると，溺水は血液とともに肺から胸腔内に滲出する。この滲出液は暗赤色を呈し，夏季では3〜4日位，冬季では数週間胸腔内に留まり，それ以降は体外に漏出する。
臓器・血液中のプランクトン	溺水中のプランクトンが肺胞壁から血中に入り，さらに大循環を経て諸臓器に分布する。なお，プランクトンがまったく検出されなくとも，溺死を否定することはできない。実際の検査では強酸やタンパク分解酵素を用いて組織を破壊（壊機）し，あるいは界面活性剤などで血液を処理して，珪藻類を検出する。

● 水中死体の所見

早い死体の冷却	水は比熱が大きいので死体温の降下は速い。
不明瞭な死斑	水中では体位が変化しやすいので，死斑は不明瞭である。
鵞皮形成（鳥肌：goose flesh, cutis anserina）	立毛筋の死後硬直による。
漂母皮形成（washerwoman's hands）	手掌や足蹠の表皮は膨化し白濁する。指端部では水に浸漬後数10分で生じ，その後手掌・足蹠全体に及ぶ。
死体の損壊	岩や流木，橋げた，船舶のスクリューなどへの接触による損傷，魚類，甲殻類などの水棲動物による蚕食により損壊をうける。生活反応に乏しい。

まとめ 溺死体と水中死体を区別すること。水中死体は，死因が溺水ではないからである。なお，次項では外因死のうち，異常環境下における症例を取り上げる。

Reference サクセス公 136　MIX 410　YN L51　　正解 問37-1：D／問37-2：B, C, E

CASE 38 熱　傷

熱傷面積（9の法則）と深（達）度から熱傷の重症度を説明できる。

Keywords：9の法則／Burn Index／広範囲熱傷

30歳の男性。自宅で就寝中に火災が発生して熱傷を負い，救急車で搬送された。身体の広範囲に熱傷を認める。口腔と咽頭の粘膜には煤が多量に付着し，嗄声を認める。熱傷の深度と範囲を記載した表を以下に示す。

熱傷深度	熱傷範囲
Ⅰ度	胸腹部の後面
Ⅱ度	胸腹部の前面，左大腿部，左上肢
Ⅲ度	右上肢

問38-1 9の法則に基づくこの患者の熱傷面積とBurn Indexはどれか。

A　熱傷面積54％，Burn Index 27　　B　熱傷面積54％，Burn Index 33
C　熱傷面積63％，Burn Index 27　　D　熱傷面積63％，Burn Index 33
E　熱傷面積70％，Burn Index 27

問38-2 この患者の検査所見として**適切でない**のはどれか。

A　頻脈　　B　頻呼吸　　C　血圧低下
D　低アルブミン血症　　E　低ヘモグロビン血症

解法ポイント　熱傷患者の初期診療における重症度評価と病態についての基礎的知識が求められている。**問38-1**では，「9の法則」に基づくこの患者の熱傷面積と熱傷指数（BI：burn index）を問うている。熱傷指数（BI）＝（Ⅲ度熱傷面積％）＋0.5×（Ⅱ度熱傷面積％）であることを理解する。**問38-2**では，広範囲熱傷患者における急性期の体液動態について問うている。急性期では，血管透過性亢進により血漿成分は血管外に漏出し，全身の浮腫や循環血液量減少性ショックをきたすことを理解する。

【問38-1】　Minimum Requirementに示した「9の法則」に基づくこの患者の熱傷面積S（％）は，S＝18％（胸腹部の後面）＋18％（胸腹部の前面）＋9％（左大腿部）＋9％（左上肢）＋9％（右上肢）＝63％である。そして熱傷指数（BI）は，BI＝9（Ⅲ度熱傷面積％）＋0.5×36（Ⅱ度熱傷面積％）＝27である。したがって，正解はCである。BI算出においてⅠ度の熱傷面積は不要である。

【問38-2】　広範囲熱傷の急性期では，血管透過性亢進により血漿成分は血管外に多量に漏出し，全身の浮腫や循環血液量減少性ショックをきたす。したがって，頻脈，頻呼吸，血圧低下，低アルブミンなどが検査所見としてみられる。血管透過性亢進により血液は濃縮するので，高ヘモグロビン血症を示す。

Minimum Requirement

● 熱 傷

熱傷とは，熱エネルギーによる組織の損傷で，その重症度評価には熱傷の深度と面積が用いられる。

・**熱傷深度**：以下の表を参考に熱傷深度を判定する。

分類	深度	臨床症状
Ⅰ度（紅斑性熱傷）	表皮	紅斑。有痛性。
Ⅱ度（水疱性熱傷）	真皮	紅斑，水疱。有痛性〜知覚鈍麻。
Ⅲ度（壊死性熱傷）	皮膚全層	蒼白〜褐色皮膚。水疱なし。無痛性。
Ⅳ度（炭化）	炭化	炭化皮膚。

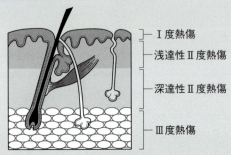

熱傷深度

・**熱傷面積**：「9の法則」を用いて熱傷面積が体表面積の何％に相当するか評価する。

体表面積に占める身体各部位の割合（％）

頭部	胸部		腹部		上肢		下肢				外陰部
							大腿		下腿		
9	前	9	前	9	右	9	右	9	右	9	1
	後	9	後	9	左	9	左	9	左	9	

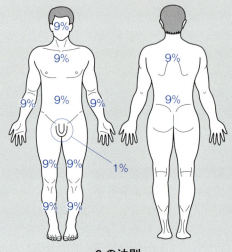

9の法則

- **重症度評価**：熱傷指数（burn index：BI），気道熱傷の有無，年齢などから総合的に評価する。

  熱傷指数（BI）＝（Ⅲ度熱傷面積％）＋0.5×（Ⅱ度熱傷面積％）

  ★ BI が 20 を超えると死亡率が高まる。
- **病　態**

  急性期：熱傷→血管透過性亢進，血漿成分漏出→浮腫，循環血液量減少性ショック

  急性期以後：熱傷部からの感染，敗血症，多臓器不全など

まとめ　熱傷患者の初期診療に当たっては，熱傷深度，「9 の法則」に基づく熱傷面積，熱傷指数（BI）を用いて重症度を評価する。熱傷の急性期では，血管透過性亢進による血漿成分漏出，浮腫，循環血液量減少性ショックが問題となる。

　　物理学的因子による障害として，熱とともに低温の影響もある。

Reference　MIX 411　YN L46　　正解　問 38-1：C／問 38-2：E

CASE 39　低温・高温環境による疾患

偶発性低体温症と凍死について学ぶ。

Keywords：偶発性低体温症／凍死

60歳の男性。2月の早朝に公園で倒れているのを近隣の住民に発見され，救急搬送された。発見時，一部の衣服は患者の側に置かれていた。身長170 cm（推定）。体重60 kg（推定）。来院時，心肺停止状態であり，死後硬直および死斑が認められた。担当医は家族に，警察に届け出なければならないと説明した。検案時，死因となる外傷や疾病を疑わせる所見は認められず，心肺停止後数時間経過していると考えられた。

問 39-1 届出の根拠となる法律はどれか。
- A　医師法
- B　医療法
- C　刑事訴訟法
- D　死体解剖保存法
- E　警察等が取り扱う死体の死因又は身元の調査等に関する法律

問 39-2 届出の結果，司法解剖が行われることになった。所見として認められる可能性が高いのはどれか。**3つ選べ。**
- A　Paltauf 斑
- B　鮮紅色死斑
- C　Curling 潰瘍
- D　Wischnewski 斑
- E　左右心臓血の色調差

解法ポイント　凍死は，低温環境下に長時間置かれることで体熱の産生が放散に追いつかず低体温になり，全身障害によって死亡する病態である。通常は，体温が低下すると代謝亢進により放熱し，体温を上昇させるが，体温調節機能の限界を超えると体温は次第に低下し，致死的不整脈等により死亡に至る。

【問 39-1】 医師は死体を検案して異状が認められた場合，医師法21条に基づいて24時間以内に所轄の警察署へ届け出る義務がある。本症例では外因死である凍死が強く疑われることは明らかであり，異状死体の届出義務がある状況と考えられる。刑事訴訟法は司法解剖の根拠法，死体解剖保存法は病理解剖および承諾解剖の根拠法，警察等が取り扱う死体の死因又は身元の調査等に関する法律は，いわゆる新法解剖の根拠法である。

【問 39-2】 凍死の場合，低温に曝露されながら死亡するため基礎代謝は低下し，細胞組織の酸素需要は低下し，その結果，死後も左心系の酸素化ヘモグロビン濃度が高い状態で維持される。このことは剖検時に還元型ヘモグロビン濃度が高く，暗赤色を示す右心系の血液と酸素化ヘモグロビン濃度が高い鮮紅色の左心系の血液の色調差としてみられる（○E）。低温では酸素とヘモグロビンは解離しにくく，酸素化ヘモグロビン濃度が高いため，死斑は鮮紅色となる（○B）。また，粘膜表層の阻血により胃や十二指腸粘膜に出血を認めることがある。これをWischnewski 斑と呼び，凍死に特徴的な所見である（○D）。よって正解はB，D，Eである。AのPaltauf 斑は溺水による窒息でみられる肺表面出血のことで，浸透圧等により肺の毛細血管が損傷したことにより生じる。CのCurling 潰瘍は広範囲熱傷の患者にみられる胃・十二指腸潰瘍である。

Minimum Requirement

● 低体温

低体温とは中心体温あるいは深部体温が35℃以下に低下した状態である。その誘因となるのは，外界条件の変化（偶発性低体温），皮膚末梢および中枢神経の異常である。高齢，栄養不良，感染症，中枢神経系疾患，外傷，飲酒，薬物の服用（睡眠薬，抗うつ薬，抗精神病薬等）等の要因によって，低温環境下から自ら離脱できない場合に，死に至る。

低体温と症状

体温	心血管系	呼吸器系	神経系	代謝	骨格筋
35℃	末梢血管収縮↑ 徐脈傾向	呼吸数や換気量↓	健忘・無関心・無感情・昏迷・錯乱	基礎代謝は正常の3～6倍↑	戦慄↑
30℃	上室性・心室性不整脈 心電図：Osborn-J波	分時換気量↓ 呼吸数↓ 咳嗽反射↓ 咽頭反射↓	意識レベル↓ 幻覚，散瞳，脳波異常，昏睡，無動 瞳孔反射（－）	基礎代謝↓	戦慄から筋硬直へ 瞬目（－）
25℃	心室細動の危険	咽頭反射消失	痛み刺激に無反応	基礎代謝は正常の50%↓	筋硬直
20℃	心室細動	無呼吸	脳波消失	熱産生軽微	筋硬直
15℃	心静止	無呼吸	脳波消失	熱産生軽微	筋硬直

体温28～32℃では約50%の心電図にQTの延長とOsborn-J波を認める。
腸管運動は，体温34℃以下で麻痺性イレウスを生じる。血液濃縮，アシドーシス，電解質異常（低Na血症，低K血症），高血糖，ケトーシス，脱水が生じる。

重症低体温症では，死の判定は慎重でなくてはならない。心肺機能停止，瞳孔散大しても，深部体温の上昇により蘇生しうるからである。蘇生行為は，深部体温が35℃に至って心停止が確認されるまでは続けなければならない。

凍死（偶発性低体温症による死亡）の臨床・剖検時所見は以下の通りである。
1. 深部体温の低下：死亡している場合，死後経過時間から予測される温度よりも低い。
2. 鮮紅色死斑・左右心房血の色調差：動脈血内に酸素化ヘモグロビンが保存されるため。
3. 陰嚢・陰茎の収縮：寒冷のため収縮する。
4. 矛盾脱衣：寒冷下の状況にもかかわらず脱衣した状態で発見されること。体温中枢機能の異常によると考えられている。凍死体の約40%にみられる。
5. 胃・十二指腸の粘膜出血（Wischnewski斑）：寒冷ストレスからの，粘膜表層の阻血による出血斑。
6. 死後凝血：死に至るまでの経過が長い。一方，急死では流動性の血液となり対照的である。
7. 直接死因となる損傷・疾病がない：凍死は除外診断である。

まとめ　近年，独居老人の増加に伴い冬季に自宅で凍死し発見される事案もまれではなくなっている。本症例のように既に死後硬直など死体現象が生じている場合はもちろん救命不可であるが，死体現象がない場合は組織内の酸素需要が低下しているため細胞傷害が生じていない場合も多く，深部体温がかなり低下している状態であっても適切な処置により救命できる可能性がある。本症例では扱わなかった偶発性低体温症の治療についても各自学習しておく。
　このほか，物理的刺激による損傷としての電撃について次項で学ぶ。

Reference　塩野寛，清水恵子：身近な法医学（第3版），南山堂，2008

CASE 40　電撃傷と感電死

異状死体の検案について理解する。

Keywords：感電死／電撃斑／不整脈

　45歳の男性。天井裏で電気配線工事の作業をしていたところ，劣化した古い配線を右手で触れ感電した。目撃していた同僚の通報で救急搬送されたが，病院到着後間もなく感電により死亡した。

問40-1　患者の医療記録のうち，今回の死亡と直接**関係ない**のはどれか。
　A　右手と左足底に電撃斑が認められた。
　B　電圧は100 V，周波数は60 Hzであった。
　C　同僚と一緒に電気配線工事の作業をしていた。
　D　接触していた配線の電源を切るまで約1分かかった。
　E　現場は高温多湿。素手で作業。着衣は汗で湿っていた。

問40-2　死体検案書における死因の種類はどれか。
　A　1　病死及び自然死　　B　7　中毒　　C　8　その他
　D　10　他殺　　　　　　　E　12　不詳の死

解法ポイント　電撃傷についての基礎的知識を問うている。**問40-1**では，電撃傷の重症度に影響を及ぼす因子や危険因子に関する知識（Minimum Requirement）を問うている。**問40-2**では，この患者の死体検案書に記載する死因の種類はどれであるか問うている。感電死は外因死であり，自殺や他殺でなく事故であれば「8　その他」である。

【問40-1】　感電した患者を診療する際は，電撃傷の重症度に影響を及ぼす因子や危険因子の有無について確認する必要がある。Aは電流の通過経路に関する医療記録である。電撃斑の発生部位をみると，上肢から胸腹部を経て下肢に電流が通過したことが分かる。この経路は心室細動が最も発生しやすい経路である。Bは電圧と周波数についての記録である。一般家庭用の低周波交流（50～60 Hz，100 V）は危険であり，十分感電死に至ることを理解する。Dは電流の筋肉収縮（強直）作用と通電時間に関する記録である。電流が高くなると，電源に触れた腕の筋肉収縮が強くなり，手を放すことができなくなる。したがって通電時間も長くなるので危険である。Eは皮膚の電気抵抗に関する記録である。皮膚が濡れて電気抵抗が低い場合，ジュール熱による皮膚熱傷は軽度であるが，逆に人体内部の損傷が強くなり得る。したがって，電撃斑の皮膚熱傷程度と電撃傷の重症度は相関しない。なお，本症例の男性は作業時に防御手袋をしておらず，危険で不適切な行為である。Cは作業状況についての記録である。同僚が居合わせたことで迅速な救命処置が可能ではあったが，2人で作業したこと自体が直接男性の死亡に関係したとまではいえない。したがって，直接関係ないのはCである。

【問40-2】　外因死の死亡に立ち会いまたは検案をした場合，死因の種類（Minimum Requirement）における外因死10種類の中から適切なものを1つだけ選択し死体検案書に記載する。本症例は感電死で外因死となり，医師法21条により所轄警察署に届ける義務がある。検案および検視により自殺や他殺の可能性が除外され事故と判断されれば，死因の種類は「8　その他」と

なる。したがって，正解はCである。

Minimum Requirement

● 電撃傷

電気エネルギーによる組織損傷を電撃傷という。感電時の電撃傷には，電流により直接引き起こされる組織損傷と，電気エネルギーの熱エネルギー変換時に発生するジュール熱による損傷とがある。

代表的な電撃傷またはその病態

原　因	電撃傷/病態
電　流	心室細動，意識消失，呼吸筋麻痺，呼吸中枢麻痺，筋肉強直
ジュール熱	電撃斑

・電撃斑：電気エネルギーの流入部や流出部の皮膚に生じる熱傷。好発部位は四肢であるが，形態学的に何も所見が認められないこともある。典型的な皮膚所見は弓矢の的のような標的様の外観を呈し，中心部には灰色や灰黒色の皮膚の陥凹，その周囲には凝固壊死による蒼白な皮膚，さらにその周囲には紅斑が取り囲んでいる。

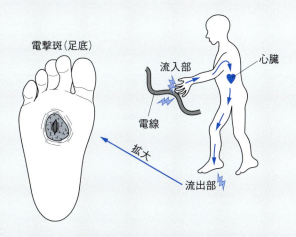

電撃傷の重症度に影響を及ぼす因子と危険因子

因　子	危険因子
電気の種類	直流よりも交流のほうが危険
周波数	交流では一般家庭電源の 50～60 Hz が危険
電　流	直流 50 mA 以上，交流 60 Hz で 10 mA 以上
電　圧	100 V 以上
電流の通過経路	脳や心臓を通過する経路は危険
通電時間	長いほど危険
皮膚の電気抵抗	小さいほど危険（湿潤で濡れた皮膚の方が危険）

● 感電死

感電死は電気作業中の事故，高電圧線への接触，自殺などで発生している。感電直後における死亡の多くは**心室細動**が原因である。感電死は外因死であり，死体検案書における死因の種類は自殺や他殺でなく不慮の事故であれば「**8　その他**」となる。

● 死因の種類

外因死		1	病死及び自然死	疾病による死亡および老齢，老化による自然死
	不慮の外因死	2	交通事故	運転者，同乗者，歩行者のいずれかを問わず，交通機関（自動車，自転車，鉄道，船，航空機等）の関与による死亡
		3	転倒・転落	同一平面上での転倒または階段・ステップ・建物等からの転落による死亡
		4	溺水	溺水による死亡をいい，海洋，河川，池，プール，浴槽等の場所は問わない（水上交通機関による場合では交通事故に分類）
		5	煙・火災及び火焰による傷害	火炎による死亡（火傷，熱傷，一酸化炭素中毒，窒息等すべて）および火焰による火傷での死亡
		6	窒息	頸部や胸部の圧迫，気道閉塞，気道内異物等による窒息死
		7	中毒	薬物またはその他の有害物質への接触，吸入，服用，注射等による死亡
		8	その他	異常な温度環境への曝露（熱射病，凍死等），潜函病，感電，機械による事故，落下物による事故，落雷，地震等による死亡
	その他及び不詳の外因死	9	自殺	死亡者自身の故意の行為に基づく死亡で，手段，方法を問わない
		10	他殺	他人の加害による死亡で，手段，方法を問わない
		11	その他及び不詳の外因	刑の執行，戦争行為による死亡および外因死であることは明確であるが不慮の外因死か否かの判別がつかない場合
		12	不詳の死	病死および自然死か外因死か不詳の場合

出典：厚生労働省「死亡診断書（死体検案書）記入マニュアル」（http://www.mhlw.go.jp/toukei/manual/dl/manual_h28.pdf）一部改変

まとめ　感電した患者では電撃斑を探索し，電流の通過経路で発生する電撃傷を評価する。感電死は異状死として所轄警察署に届け出なければならない。死体検案書における死因の種類は該当するものを1つだけ選択する。

　　外因死の中でも中毒の診断には専門的知識を要する。次章で学ぶ。

Reference　サクセス公 77　MIX 432　YN L52　　　正解　問40-1：C／問40-2：C

第5章

中　毒

Case 41「薬物依存・中毒」··· p. 98
Case 42「アルコールによる障害」·· p. 101
Case 43「農薬中毒」··· p. 104
Case 44「ガス中毒」··· p. 106

　中毒患者の検査と起因物質の分析を概説できることが，医学教育モデル・コア・カリキュラムで挙げられている。

　特に細菌性食中毒では正確な診断と関係機関と連携した早急な対応が被害拡大の防止につながる。また，産業中毒についても適切な検査や作業環境の調査によって，労働安全衛生の向上に役立つ。

　一方で，アルコールや一酸化炭素による中毒は，軽症例から致死例に至るまで日常的に生じているため，症候，診断，治療を正確に理解していなければならない。

　さて，近年は薬物の乱用が社会問題となっており，薬物依存患者も散見される。2015年に一般住民（平均43歳）を対象に行われた薬物使用に関する全国調査によると，薬物の生涯経験等としてシンナーなどの有機溶剤が1.5％と最も多く，大麻が1.0％，覚せい剤が0.5％，危険ドラッグが0.3％と続いた。このような薬物により，重篤な状況に陥る人も増えており，医療現場でも乱用薬物について十分理解する必要がある。

　本章では，代表的な薬物による影響について学んでいただきたい。

CASE 41 薬物依存・中毒

麻薬・覚醒剤中毒の症候，依存，離脱症状と治療を説明できる。

Keywords：薬物中毒／覚醒剤／医師の届出義務

27歳の男性。路上で電柱に頭を打ち付けているところを警察に保護され，救急搬送された。来院時，興奮が激しく，「悪魔が頭の中に入り込んで自分の脳を溶かしている」と話す。意識レベル JCS Ⅰ-2。体温 39.1℃。血圧 135/70 mmHg。脈拍 135/分，整。瞳孔径は左右とも 6 mm で対光反射は迅速である。左肘部に多数の注射痕を認める。尿所見：蛋白（±），潜血（3＋），沈渣に赤血球 1～4/1 視野。尿中薬物スクリーニングキットでメタンフェタミンが陽性。

問 41-1 行うべき検査および処置として**適切でない**のはどれか。
- A　L-dopa の投与
- B　血清 CK の測定
- C　ジアゼパムの投与
- D　乳酸リンゲル液の輸液
- E　プロプラノロールの投与

問 41-2 診断した医師の届出義務について正しいのはどれか。
- A　警察へ届け出てはならない。
- B　警察へ届け出ても届け出なくともよい。
- C　警察への届け出が義務づけられている。
- D　知事への届け出が義務づけられている。
- E　診断した医師の所属する病院により異なる。

解法ポイント　日本で最も使用される覚醒剤はメタンフェタミンであり，経口，吸入，静注などにより摂取される。吸収されたメタンフェタミンは血液脳関門を通過し，ドパミンの遊離促進および再取り込み阻害によりシナプス間隙のドパミン濃度を上昇させることで中枢神経興奮作用をきたし，興奮や幻覚・妄想などの，統合失調症の急性期様の症状を呈することがある。また，末梢神経では同様の機序によりシナプス間隙カテコラミン濃度が上昇するため，交感神経興奮作用をきたし，高血圧，頻脈，散瞳などの症状をきたす。合併症として肝機能障害，腎機能障害，横紋筋融解症などに注意する。

【問 41-1】　多数の注射痕が認められ，尿中薬物スクリーニングキットでメタンフェタミンが陽性であることから急性覚醒剤中毒が疑われる。本症例では覚醒剤による高体温や幻覚，妄想などの中枢神経症状と，高血圧，頻脈，散瞳などの交感神経興奮作用があると考えられる。各々の症状に対して対処していくわけだが，まず興奮が激しいのでジアゼパムを投与することが考慮される（○C）。頻脈に対してプロプラノロールを投与し（○E），また覚醒剤中毒の場合脱水を伴うことがあるため，乳酸リンゲルなどの細胞外液を投与することも必要である（○D）。尿所見では潜血反応が陽性にもかかわらず尿中赤血球高値を認めていないことから，横紋筋融解症の合併によるミオグロビン尿が出現していると考えられる。横紋筋融解症の診断にはCK測定（○B）が有用である。本症例のような幻覚・妄想が出現している場合，抗精神病薬の投与が有効であるが，L-dopa は有効ではなく，むしろ過剰なドパミンをさらに上昇

させてしまうため不適切である（×A）。よって，適切でないのは A である。

【問 41-2】 薬物中毒における医師の届出義務についての設問である。医師は，麻薬中毒者（ここでいう麻薬とは，『麻薬及び向精神薬取締法』において定義されている麻薬である）を診察した場合，同法 58 条にもとづいて速やかに都道府県知事に届け出なければならない。

覚醒剤は同法ではなく『覚せい剤取締法』で規制されており，医師の届出義務はない。しかし，『刑事訴訟法』239 条の「官吏又は公吏は，その職務を行うことにより犯罪があると思料するときは，告発をしなければならない」という条文から，身分上国家公務員あるいは地方公務員である場合は，告発すなわち警察への届け出が義務づけられている。医師の所属によって対応が異なることから，正解は E である。

Minimum Requirement

● 覚醒剤中毒
　神経終末のシナプス間隙におけるモノアミン（主にドパミン）濃度の上昇により様々な症状をきたす。
・中枢神経症状　　　：興奮，統合失調症様症状（幻覚・妄想）など
・交感神経興奮作用：高血圧，頻脈，散瞳など
　治療は，症状に応じて対症療法（下記），脱水をきたしていることが多く，輸液が必要。
・興　奮　　→　ジアゼパム投与
・幻覚・妄想　→　ハロペリドール投与
・高血圧　　→　ニトロプルシドナトリウム投与
・頻　脈　　→　プロプラノロール投与
・高体温　　→　冷　却

● 麻薬・覚醒剤中毒の医師の届出義務
麻薬中毒者を診察　→　すみやかに都道府県知事に届け出（麻薬及び向精神薬取締法 58 条）
覚醒剤中毒者を診察　→　身分上公務員であれば警察へ届け出（刑事訴訟法 239 条）
がそれぞれ義務づけられている。

● 縮瞳／散瞳する急性中毒
・縮　瞳　→　①麻薬（モルヒネ）
　　　　　　②コリンエステラーゼ阻害薬（有機リン，カーバメート，神経ガス，ジスチグミンなど）
　　　　　　③ニコチン
　　　　　　④トリクロロエタノール
・散　瞳　→　①抗コリン薬
　　　　　　②コカイン
　　　　　　③アンフェタミン
　　　　　　④三環系抗うつ薬
　　　　　　⑤フェノチアジン

● 有効な拮抗薬・解毒薬のある中毒
・麻薬（モルヒネ）……………………………… ナロキソン
・メタノール……………………………………… エタノール
・エチレングリコール…………………………… エタノール
・アセトアミノフェン…………………………… N-アセチルシステイン
・ベンゾジアゼピン系…………………………… フルマゼニル
・抗コリン薬……………………………………… フィゾスチグミン
・メトヘモグロビン血症
　　（硝酸・亜硝酸塩，局所麻薬薬など）…… メチレンブルー

● WHOによる依存形成薬物の分類（改変）

分類		薬物	身体依存	精神依存	耐性	退薬症候	法規制
中枢興奮薬	アンフェタミン	メタンフェタミン，メチルフェニデート	±	+++	+++	±	覚せい剤取締法，麻薬及び向精神薬取締法
	コカイン	コカイン	±	+++	±	±	麻薬及び向精神薬取締法
	幻覚発現薬	LSD-25，メスカリン，シロシビン	±	+++	++	±	麻薬及び向精神薬取締法
中枢抑制薬	大麻	マリファナ（ハシシュ）	±	++(+)	±	±	大麻取締法
	有機溶剤	トルエン，アセトン，エーテル，クロロホルム	±	+	+	±	毒物及び劇物取締法
	アルコール	アルコール	+++	++	++	振戦，せん妄，けいれんなど	未成年飲酒禁止法
	バルビツレート	バルビツール酸誘導体	+++	++	++	振戦，せん妄，けいれんなど	麻薬及び向精神薬取締法
	ベンゾジアゼピン	ベンゾジアゼピン誘導体	+++	++	++	振戦，せん妄，けいれんなど	麻薬及び向精神薬取締法
	オピオイド	モルヒネ，ヘロイン，コデイン，フェンタニル，あへん，けしがら	+++	+++	+++	流涙，食欲低下，下痢など	麻薬及び向精神薬取締法，あへん法

まとめ　覚醒剤中毒の届出義務は医師の所属先の病院により対応が異なるという珍しいケースである。今後国家試験などで問われる可能性があるので，対応を確認しておくと良い。
　　代表的な中毒物質の特徴を理解することが求められる。次項ではアルコールについて学ぶ。

Reference　石津日出雄，高津光洋監修，池田典昭，鈴木廣一編集：標準法医学（第7版），医学書院，2013
　　塩野寛，清水惠子：身近な法医学（第3版），南山堂，2008

サクセス公 445　MIX 37, 435　YN K24　R公 122　公みえる 86

正解　問41-1：A／問41-2：E

CASE 42　アルコールによる障害

急性アルコール中毒の症候，診断と治療を説明できる。

Keywords：急性アルコール中毒／エタノール／酩酊

20歳の男性。大学生。意識障害のため救急搬送された。来院時付き添ってきた友人によると，所属しているサッカー部の新歓コンパのため数時間前から日本酒を大量飲酒し，次第に話しかけても反応がなくなってきたため心配になり救急車を要請したという。来院時，自発開眼はなく，名前の呼びかけでも開眼しないが，体を揺さぶることにより開眼する。体温35.8℃。脈拍90回/分，整。血圧110/70 mmHg。SpO_2 99%（room air）。

問42-1 この患者のJCS〈Japan Coma Scale〉はどれか。
A　Ⅰ-3　　　B　Ⅱ-10　　　C　Ⅱ-20　　　D　Ⅱ-30　　　E　Ⅲ-100

問42-2 その後の経過で緊急の対応が必要なのはどれか。**2つ選べ**。
A　眼振の出現
B　体温の上昇
C　呼吸数の減少
D　脈拍数の増加
E　嘔吐とその後のSpO_2低下

解法ポイント　エタノールは外皮用の消毒剤や化粧品の他，ビール，ワイン，日本酒などの酒類に様々な濃度で含有されている身近な有機化合物である。その作用機序は抑制系ニューロンから放出されるγ-アミノ酪酸〈GABA〉の受容体への親和性を高めることによる中枢神経系の抑制である。大量飲酒による急性アルコール中毒は救急外来でしばしばみられる疾患であるが，まれに致死的となるため注意が必要である。

【問42-1】　JCSに関する基本的な出題である。単純な呼びかけでは反応しないものの，体を揺さぶることで（刺激によって）開眼していることから，JCSはⅡ-20である。よって正解はCである。

【問42-2】　本症例のようなアルコールの大量摂取の場合，重度の急性アルコール中毒による呼吸，循環の抑制のみならず，軽度〜中等度の急性アルコール中毒であっても嘔吐から誤嚥による窒息を起こして死亡するケースが珍しくないため，注意すべきである。重度の循環虚脱の場合，体温は低下し，徐脈となる場合が多いため，B，Dは誤りである（×B，×D）。Cの呼吸数の減少は呼吸抑制を疑う所見で，緊急性が高いと判断すべきである（○C）。Eは誤嚥による窒息を疑う所見であり，こちらも緊急に吐物の吸引や呼吸管理を行う必要がある（○E）。眼振は本例の緊急度に関連しない（×A）。よって正解はC，Eである。

Minimum Requirement

● 急性アルコール中毒

我が国においては酒類の大量摂取による急性エタノール中毒が多い。

多くの場合，適切な全身管理によって数時間で回復するが，重症例では呼吸・循環抑制による死亡，軽症例であっても嘔吐物による窒息のために死亡することがあるので注意が必要である。ベンゾジアゼピン系，バルビツール酸系などの中枢神経抑制薬を併用している場合，中枢神経抑制作用が強く出ることがあるため，病歴聴取のポイントとして重要である。

・酩酊の分類（Binder の分類）

酩酊の大半は飲酒量に応じた単純酩酊だが，飲酒量に対応しないような異常な酔い方をする場合があり，これを異常酩酊という。我が国で利用されている代表的な酩酊分類として，Binder の分類に基づいた三分法がある。まず，①単純酩酊と異常酩酊とに分け，異常酩酊をさらに，②複雑酩酊と③病的酩酊とに分類する。

①単純酩酊：アルコール摂取量に比例して生じる通常の酩酊である。

単純酩酊における血中アルコール濃度と酩酊度

酩酊度	血中濃度(mg/mL)	症　状	清酒(mL)
無症状	0.5 未満	無症状，ときに気分高揚	
弱　度	0.5〜1.0	顔面紅潮，呼吸心拍増加，人によっては無症状	300
軽　度	1.0〜1.5	自制心低下，陽気，多弁，興奮状態	500
中等度	1.5〜2.5	興奮状態，麻痺状態（千鳥足，言語不明瞭）	1,000
高　度	2.5〜3.5	麻痺が主（傾眠，嘔吐，意識不明瞭）	1,500
泥　酔	3.5〜4.5	反射消失，意識消失，瞳孔散大，放置すると死亡	2,000
致命的	4.5〜	脳幹機能抑制により，死亡の可能性大	

1 mg/mL＝0.1％＝100 mg/dL に相当

※致死量は血中濃度が 4 mg/mL（400 mg/dL）以上（一般的には 0.7％）といわれるが，大酒家では 15 mg/mL（1,500 mg/dL）でも生存例がある。

異常酩酊には，複雑酩酊と病的酩酊がある。

②複雑酩酊（認識能力あり）：飲酒に伴い気分が易刺激的になり，著しい興奮が出現し，持続時間も比較的長いタイプの酩酊である。個人により経過が定まっているので，病的酩酊よりも飲酒試験での再現性が高い。コンプレックスが現れやすく，ときに短絡的，暴発的となるが，状況に対する理解（見当識）は保たれ，行動には一応のまとまりがある。錯覚や被害的な言動がときに生じるが，真の意味での妄想や幻覚は出現しない。

③病的酩酊（認識能力なし）：複雑酩酊に加えて，強い意識障害や記憶障害を伴う。複雑酩酊がその人の持っている気分の量的な増加を特徴とするのに対し，病的酩酊は飲酒量が少なく，アルコール血中濃度が低くても記憶をなくし，見当識（時と場所，自分が今何をしているかなどの基本的な状況把握）が障害される。身体的には麻痺もなくまとまった行動ができるが，精神的には不安や興奮，ときに幻覚妄想状態をきたすなど，不安定な状態となる。場合によっては暴力行為などの，周囲に理解できない突発的な行動をとり，平常時と全く違った人格になる場合がある。出現のメカニズムは不明である。せん妄，失見当識，著しい興奮等を伴うため，アルコール精神疾患として扱われる。病的酩酊をきたす人は繰り返す場合が多く，断酒が勧められる。

- **治療法**：アルコールは1時間で80％以上が吸収されるので，胃洗浄は効果がない。
1. 軽症例：対症療法，保温，輸液（ブドウ糖＋ビタミンB_1（チアミン））
2. 重症例（意識障害（＋））：気道確保，鼻胃管挿入（誤嚥の防止），輸液（乳酸リンゲル＋ブドウ糖＋ビタミンB_1，B_6），アシドーシス補正
3. 血中濃度 400～600 mg/dL 以上：血液透析

● **アルコール関連身体障害**
1) 消化器系：肝障害，急性・慢性膵炎，胃炎など
2) 循環器系：高血圧，アルコール性心筋症
3) 神経系（主にビタミンB_1欠乏による）：多発性単神経炎，Wernicke脳症[※1]，Korsakoff症候群[※2]，慢性摂取による大脳のびまん性萎縮
4) その他：脂質異常症など

※1 Wernicke脳症 ：急性せん妄，健忘症候群などの意識障害，外眼筋麻痺，歩行失調が主症状
※2 Korsakoff症候群：記銘力障害，逆行性健忘，失見当識，作話が主症状

まとめ　近年，大学生が大量飲酒のために命を落とす事件が後を絶たない。酒類の許容量は人によりかなりの個人差があり，たとえ自分が耐えられる量であっても別の人にとっては致死的である可能性もある。その事を肝に銘じてお酒を楽しんで欲しい。
　アルコールも多量の服用により死亡する。致死的な中毒として有機リンが挙げられる。

Reference 石津日出雄，高津光洋監修，池田典昭，鈴木廣一編集：標準法医学（第7版），医学書院，2013
塩野寛，清水惠子：身近な法医学（第3版），南山堂，2008

(サクセス公) 441　(MIX) 376, 407　(アラーム) 242　(YN) K25　(R公) 382　(公みえる) 264

正解　問42-1：C／問42-2：C, E

CASE 43 農薬中毒

有機リン剤による中毒の機序，診断と治療を説明できる。

Keywords：農薬中毒／有機リン

23歳の女性。意識障害のため搬入された。2時間前に有機リン系殺虫剤を飲んだという。搬入時，意識レベル JCS Ⅲ-300。体温 36.3℃。脈拍 78回/分，整。血圧 115/70 mmHg。呼吸数 12/分。SpO_2 99%（リザーバー付マスク10 L/分酸素投与下）。縮瞳が著しく，流涙を認める。口腔内に多量の分泌物を認める。

問 43-1 行うべき検査として有用性が高いのはどれか。**2つ選べ**。
- A 血糖測定
- B 唾液腺造影
- C 瞳孔径測定
- D 涙道通水検査
- E コリンエステラーゼ活性測定

問 43-2 投与すべき薬剤として適切なのはどれか。**2つ選べ**。
- A アトロピン
- B ジアゼパム
- C アドレナリン
- D 亜硝酸ナトリウム
- E 2-paralidoxime〈PAM〉

解法ポイント 有機リンはアセチルコリンエステラーゼ（AChE）を阻害することで，自律神経系や神経筋接合部でアセチルコリン（ACh）が蓄積し，有害な神経症状が発生する。

【問 43-1】 副交感神経の神経終末に存在する ACh の蓄積によってムスカリン様作用（流涙，分泌物の増加）がみられている。ムスカリン様作用による縮瞳を確認することは有機リン中毒を疑う指標となる（○C）。有機リン中毒ではコリンエステラーゼ活性の著明な低下をきたす（○E）。よって正解はC，Eである。

【問 43-2】 有機リン中毒の治療薬として，ムスカリン受容体拮抗薬であるアトロピン（○A）と AChE の再活性薬である 2-paralidoxime〈PAM〉（○E）が挙げられ，臨床で用いられている。アドレナリンは心肺停止時に用いられる治療薬で本症例には不適当である（×C）。亜硝酸ナトリウムはシアン中毒の拮抗薬であるが，本症例ではシアン中毒を疑わせる所見に乏しい（×D）。ジアゼパムは抗けいれん薬であり不適当である（×B）。よって正解は A，E である。服用後1時間以内であれば胃洗浄などの治療も考慮すべきである。

Minimum Requirement

● 有機リン中毒

有機リンは，薬物代謝酵素によって体内で毒性の強い代謝物となり，AChE の活性中心に結合し，酵素活性を失活させる。このため，ACh の分解が阻害され，シナプスに ACh が蓄積する。その結果，中枢神経症状，ムスカリン様作用（副交感神経節後線維），ニコチン様作用（自律神経節前線維，運動神経-筋接合部）が症状として出現する。

・症 状

中枢神経症状	頭痛・不安・振戦・痙攣・意識障害
ムスカリン様作用	気管分泌物増加（肺水腫）・縮瞳・徐脈・低血圧・肺水腫・流涙・流涎・発汗過多
ニコチン様作用	脱力・筋線維束攣縮・呼吸筋麻痺

診断にはコリンエステラーゼ活性値の測定が有用である。

・治 療

治療は，全身管理（特に呼吸管理），特異的治療薬（アトロピン，PAM）の投与，一般的な中毒治療（除染，胃洗浄など）を行う。アトロピンは，アセチルコリン受容体拮抗薬であり，シナプスに過剰となったAChによるムスカリン様作用に対して，受容体過剰刺激を防ぐ。PAMは，失活したAChEの活性中心からリン酸基を除去することで，AChEの酵素活性を復元する。

農薬中毒のまとめ

農薬の分類	農薬名	作用機序	症　状	治　療
有機リン剤	パラチオン，ダイアジノン，マラソン，サリン*，スミチオン，DDVP，EPN	コリンエステラーゼを阻害し，アセチルコリンが蓄積する	①ムスカリン様作用（徐脈，縮瞳，分泌物亢進）（副交感神経末梢刺激症状）②ニコチン様作用（筋線維束攣縮，筋弛緩）③中枢神経症状（頭痛，昏睡）	アトロピン，PAM，胃洗浄
カーバメート剤	メオバール，ランネット	有機リン剤と同様だが，コリンエステラーゼ活性は自然回復する	上記同様で軽い	アトロピンのみ※PAMは無効
有機塩素剤	BHC，DDT，エンドリン	中枢神経の興奮	散瞳，中枢神経刺激症状（痙攣，錯乱）肝・腎障害，精神神経障害	鎮痙薬（バルビタール，ジアゼパム，クロルプロマジン）
パラコート剤	グラモキソン，プリグロックスL	皮膚粘膜直接刺激，$NADP^+$還元阻害	粘膜障害，肺水腫，肺炎，肺線維症，肝・腎障害	対症療法※O_2吸入禁忌
微生物源農薬	ブラストサイジンS	皮膚・結膜直接刺激	皮膚粘膜障害，結膜炎，視力障害（角膜混濁），肺炎	
モノフルオロ酢酸（殺鼠剤）	フラトール	TCA回路の阻害	てんかん型痙攣，心室細動	抗不整脈薬，鎮痙薬

*サリン，タブン，ソマン，VXは，有機リン系神経ガスであり，作用機序は有機リン系農薬と同じであるが，毒性がケタ違いに強い。日本国内では，現在，有機リン剤パラチオン，有機塩素系農薬，有機水銀系農薬の製造・販売・使用は，毒性が強いために禁止されている。

有機リン中毒はChEの低下という特異的な所見があるので比較的診断がつけやすい。

有機リン中毒には，PAMとアトロピンを投与する。カーバメート中毒には，アトロピンのみを使用し，PAMはかえって有害なために投与しない。

まとめ　有機リン中毒に特徴的な身体症状を理解することで，早期の診断が可能となり，救命率の向上につながる。身体診察で的確に有機リン中毒を見抜けるようになってほしい。

身近な中毒でも致死的になる。特に多い一酸化炭素中毒について次項で学ぶ。

Reference　石津日出雄，高津光洋監修，池田典昭，鈴木廣一編集：標準法医学（第7版），医学書院，2013

サクセス公 448　MIX 408　YN K22　R公 563　公みえる 396

正解　問43-1：C，E／問43-2：A，E

CASE 44 ガス中毒

一酸化炭素中毒の発生機序，症候，診断と治療法を説明できる。

Keywords：ガス中毒／一酸化炭素／自殺

23歳の男性。意識障害のため救命救急センターに搬送された。来院時，意識レベルはJCSⅢ-300。身長180 cm，体重68 kg。体温37.1℃。呼吸は不規則で，浅い呼吸と大きく深い呼吸とを繰り返している。一緒に来院した父親によると，朝，男性の部屋に入室した際，練炭の入った七輪とその側に倒れている男性を発見した。入室した際，臭いを感じることはなかったが，患者を運び出したころから頭痛がするという。

問44-1 行うべき対応として適切なのはどれか。**3つ選べ**。
- A 患者への経管栄養
- B 患者のCO-Hb測定
- C 患者への抗菌薬投与
- D 患者の父親のCO-Hb測定
- E 患者への気管挿管および高圧酸素療法

問44-2 この患者に**みられにくい**のはどれか。
- A 口唇のチアノーゼ
- B 静脈血採血で鮮紅色血液採取
- C PaO_2低値にもかかわらずSpO_2正常
- D 頭部単純CTでの淡蒼球の低吸収域
- E アニオンギャップ開大型代謝性アシドーシス

解法ポイント 救命救急センターに意識障害の患者が搬送され，一酸化炭素中毒を疑う状況である。一酸化炭素中毒の場合，特異的な症状に乏しいため患者および周囲の人間からの病歴聴取も大切である。一般に火災現場から搬送される患者は中毒症状を呈する。

【問44-1】 一酸化炭素〈CO〉は有機物の不完全燃焼によって発生する無色，無臭，無刺激性のガスである。肺胞から取り込まれたCOは血中のヘモグロビンと結合しカルボキシヘモグロビン〈CO-Hb〉を形成する。**COは酸素と比較して200～250倍のヘモグロビンとの親和性**があるため（結合速度は1/10であるが，結合の強さは2,500倍），正常な酸素化ヘモグロビンの形成を阻害し，**組織低酸素**をきたす。COのミオグロビンとの親和性は，酸素の約40倍になる。本症例においては患者の意識レベル低下，チェーンストークス呼吸がみられており，父親の証言から重度のCO中毒があると推定される。そのため，まず患者の**CO-Hb測定**を行い（○B），気道確保の後，高圧酸素療法などにより組織低酸素を改善する必要がある（○E）。

また，患者の父親も頭痛があり，入室時に軽度のCO中毒を引き起こしている可能性がある。このため，患者の父親についてもCO-Hbを測定することが望まれる（○D）。COは無色，無臭なので，このように気づかないうちに二次被害を起こすこともまれではない。抗菌

薬の投与や経管栄養は必要ない（×A，×C）。よって正解は B，D，E である。

【問 44-2】　CO 中毒では組織内低酸素によって細胞内の嫌気性代謝が亢進するため，その産物である乳酸値が上昇し，アニオンギャップ開大型の代謝性アシドーシスとなる（○ E）。CO-Hb の色調は鮮紅色であり（○ B），パルスオキシメーターでは測定する 660 nm の波長でオキシヘモグロビン〈O_2-Hb〉と同程度の吸収度を示してしまうため，O_2-Hb が低値にもかかわらず SpO_2 が正常と判定されてしまうので注意が必要である（○ C）。また組織低酸素ではあるものの，その病態は CO-Hb の増大によるものであり，還元型ヘモグロビンの絶対量は減少するため，チアノーゼはきたしにくい（×A）。CO 中毒では CT 所見上，淡蒼球の低吸収域がみられることがあり（○ D），MRI では大脳白質に異常信号域を認めることがある。

Minimum Requirement

● 一酸化炭素中毒

　一酸化炭素中毒は，火災，自動車の排気ガス，石油ストーブ，炭の不完全燃焼により生じる。中毒による死亡者の約 70％ を占め，火災がその半数以上を占める。火災現場から救急搬送される患者は CO 中毒の可能性が極めて高い。事故として多いのは，瞬間湯沸器の不完全燃焼と自動車の排気ガスの吸入である。無色，無臭の気体のため，患者だけでなく周囲にいた人物も CO 中毒を生じている可能性があり，注意が必要である。

　病態は，CO-Hb（鮮紅色調）の形成から，血液の O_2 運搬能低下をきたすばかりでなく，酸素化ヘモグロビン（O_2-Hb）の解離曲線を左方へ移動し，組織での酸素分圧が著しく低下するまで酸素を解離しなくなり，細胞呼吸が抑制される。すなわち，動脈血酸素分圧が正常でも，末梢組織では著しい低酸素状態であることに注意が必要である。細胞内ではミトコンドリアの電子伝達系を障害する。

　急性中毒では，CO-Hb 濃度と臨床症状が比例する。

CO-Hb 濃度（％）	症　状
10〜20	軽い前頭部痛（初期の重要な症状）
20〜40	めまい，激しい頭痛，脱力，視力低下，不整脈
40〜60	頻呼吸，浅呼吸，頻脈，失調，失神，痙攣，血圧低下
60 以上	意識消失，長く続くと呼吸停止から心停止

　CO 自体に心臓毒があるため，心疾患患者や高齢者では，比較的低い濃度でも死に至ることがある。血中 CO-Hb 濃度は，呼気中 CO 濃度・曝露時間・労働強度による。CO-Hb が鮮紅色調であるために O_2 欠乏にもかかわらずチアノーゼは出現せず，指尖や粘膜が鮮紅色となる（cherry-red cyanosis）。鮮紅色の血液（死体の場合は死斑）であり，組織内低酸素にもかかわらずパルスオキシメーターでは正常値を示すため注意が必要である。

　急性症状の回復の後に，症状が再燃または増悪すること（間欠型）があるので，長期観察が必要であり，続発症として，嚥下性肺炎，多臓器不全に注意が必要である。

　慢性中毒（低濃度・長期間曝露または反復曝露）では，低濃度の曝露において血中 CO-Hb が低くても，曝露時間が長ければ予後が悪い。中枢性視力障害（視野狭窄，色覚障害，中心暗点），心筋障害（狭心症，ST-T 異常）が認められる。いわゆる信州心筋症*（木炭の不完全燃焼によ

る）が有名である。

検査は，**血液ガス分析器による血中 CO-Hb 測定**である。CT では，淡蒼球を中心とする大脳基底核の萎縮および限局性低吸収域と大脳白質の広範な低吸収域を認める。MRI にて大脳白質の脱髄巣が同定されることがある。

治療は，酸素投与により組織低酸素を補正しつつ，アシドーシスの補正を行う。高濃度酸素吸入，純酸素による強制換気，早期の高気圧酸素療法（OHP）がある。代謝性アシドーシスの補正は，CO-Hb 値が低値になるまで行わないことが肝心である（補正すると酸素解離曲線が左方移動するので注意‼）。低酸素による脳浮腫に対しては，マンニトール点滴静注を行う。大切なのは，安静である。

来院時 CO-Hb 濃度は必ずしも予後を反映せず，低酸素状態におかれた経過時間が重要である。間欠型になると予後不良である。

＊いわゆる信州心筋症について

一酸化炭素は蓄積性がないので，慢性中毒は起こさないが，軽症の急性中毒が繰り返されると中枢神経系障害や心筋障害が蓄積されて，易疲労感，頭痛，めまい，物忘れなどの症状が出る。

まとめ　CO 中毒は来院時のモニター装着で SpO_2 が正常となっているため見過ごされる可能性がある。診察や状況などから CO 中毒を疑った場合，すみやかに動脈血ガス分析を行い，診断を確定することが重要である。

Reference　石津日出雄，高津光洋監修，池田典昭，鈴木廣一編集：標準法医学（第 7 版），医学書院，2013
塩野寛，清水恵子：身近な法医学（第 3 版），南山堂，2008

(サクセス公) 403　(MIX) 409　(YN) K19　(R公) 561　(公みえる) 392

正解　問 44-1：B, D, E／問 44-2：A

第6章

血液学と法医学的鑑定

Case 45「血液型，交差試験（クロスマッチ）」・・・・・・・・・・・・・・・・・・・・・・・・・・・・・p. 110
Case 46「採血の副作用」・・p. 112
Case 47「血液型不適合妊娠」・・p. 114
Case 48「ヒト遺伝子検査」・・p. 116
Case 49「法医学的試料の採取」・・p. 118
Case 50「嬰児殺」・・p. 120

　法医学においては古典的に個人識別が一つの重要な課題となっていた。これは，人の死体のみならず，白骨や血液といった試料を対象に幅広く行われてきた。

　典型的なのは，血液を対象にした検査であるが，ABO式血液型に始まり，現在ではDNA鑑定が実務上ルーチンに行われている。血液型などの検査は，輸血や献血など日常診療にも関係している故，基本的事項の修得は必須である。また，白骨死体や歯牙などについても，専門的視点から法医学的鑑定が行われ，性別，年齢，身長などが推定できる。

　このように，個人識別は，いわゆる犯罪被害者等が対象になることが多く，一般医家には縁遠いものと考えられた。しかし，2011年に発生した東日本大震災と津波により多数の身元不明死体が発生した際，医療従事者はこれまで直面したことがない大きな危機に直面した。すなわち身元の確認を含めた死体検案に従事しなければならないということである。また，近年は高齢，核家族化が進み，孤独死が増えつつある。死後相当期間を経て発見された死体に遭遇することも多く，本章で取り上げられている内容は，これから医師になる諸君にとっては，避けて通れない内容である。

CASE 45 血液型，交差試験（クロスマッチ）

輸血の適応と合併症を説明できる。

Keywords：血液型／交差試験／合併症

45歳の男性。大量の吐血の後，意識状態が低下したため搬送された。ショック状態で，緊急輸血が必要と判断された。

問 45-1 まず輸血すべき血液はどれか。
- A　Rh式血液型に関係なくO型
- B　Rh式血液型に関係なくAB型
- C　ABO式血液型に関係なくRh（＋）
- D　ABO式血液型に関係なくRh（－）
- E　ABO式血液型およびRh式血液型に関係なく非分泌型

問 45-2 本事例の緊急輸血中に行うべき検査に**含まれない**のはどれか。
- A　解離試験
- B　交差試験
- C　RhD血液型検査
- D　ABO式血液型ウラ試験
- E　ABO式血液型オモテ試験

解法ポイント　緊急輸血と輸血時の検査に関する問題である。緊急輸血に関する取り決めは医師国家試験に出題されることは少ないが，医療現場では必須の治療行為であり，十分理解しておくことが望まれる。

【問 45-1】　**Minimum Requirement** に示している通り，厚生労働省医薬食品局血液対策課の「輸血療法の実施に関する指針」（改定版）では，本事例のように緊急時の輸血の際には「血液型の確定前にはO型の赤血球の使用，血液型確定後にはABO同型血の使用を原則とする」とされている。一方，Rh式血液型に関しては「Rho（D）抗原が陰性と判明したときは，Rho（D）陰性の血液の入手に努める」と記載されている。非分泌型は唾液等の分泌液にABO抗原が分泌されない型のことで輸血の際に問題となる血液型ではない。したがって，まずO型の血液を輸血することが優先されるため，正解はAである。

【問 45-2】　前述の指針によれば，輸血時の検査項目は「ABO血液型，Rho（D）抗原，間接抗グロブリン試験を含む不規則抗体スクリーニングの各検査を行う。さらに，HBs抗原，抗HBs抗体，抗HBc抗体，抗HCV抗体，抗HIV-1，-2抗体，抗HTLV-I抗体，HBV，HCV，HIV-1に対する核酸増幅検査（NAT）検査，梅毒血清反応及びALT（GPT）の検査を行う」と記載されている（Ⅲ 輸血用血液の安全性の2. 検査項目）。またABO血液型については「抗Aおよび抗B試薬を用いて患者血球のAおよびB抗原の有無を調べる，いわゆるオモテ検査を行うとともに，既知のAおよびB血球を用いて患者血清中の抗Aおよび抗B抗体の有無を調べる，いわゆるウラ検査を行わなければならない」と記載されている（Ⅳ 患者の血液型検査と不規則抗体スクリーニング検査の1. ABO血液型の検査）。緊急輸血の際には血液型が確定するまではO型の血液を輸血するが速やかにこれらの検査を行い，その間に「患者の

最新の血液を検体として，ABO 血液型および Rho(D)抗原の判定を行い，直ちに ABO 同型血である赤血球（または全血）を輸血する。輸血と平行して，引き続き交差適合試験を実施する」と記載されている（V 不適合輸血を防ぐための検査（適合試験）およびその他の留意点中，2. 緊急時の輸血，の 1) ABO 血液型確定時の同型の血液の使用）。一方，解離試験は血痕等の血液型あるいは亜型を判定する検査法であり，輸血の際の検査とは直接関係ない。したがって，正解は A である。

Minimum Requirement

● 緊急時の輸血
・不適合輸血を防ぐための検査（適合試験）およびその他の留意点
適合試験には，ABO 血液型，Rho(D)抗原および不規則抗体スクリーニングの各検査と輸血前に行われる交差適合試験（クロスマッチ）とがある。
1. 検査の実施方法（省略）
2. 緊急時の輸血
緊急に赤血球の輸血が必要な出血性ショック状態にある救急患者について，直ちに患者の検査用血液を採取することに努めるが，採血不可能な場合には出血した血液を検査に利用しても良い。輸血用血液製剤の選択は状況に応じて以下のように対処するが，血液型の確定前には O 型の赤血球の使用（全血は不可），血液型確定後には ABO 同型血の使用を原則とする。
1) ABO 血液型確定時の同型の血液の使用
　患者の最新の血液を検体として，ABO 血液型および Rho(D)抗原の判定を行い，直ちに ABO 同型血である赤血球（または全血）を輸血する。輸血と平行して，引き続き交差適合試験を実施する。
2) 血液型が確定できない場合の O 型赤血球の使用
　出血性ショックのため，患者の ABO 血液型を判定する時間的余裕がない場合，同型血が不足した場合，緊急時に血液型判定用試薬がない場合，あるいは血液型判定が困難な場合は，例外的に O 型赤血球を使用する（全血は不可）。
3) Rho(D)抗原が陰性の場合
　Rho(D)抗原が陰性と判明したときは，Rho(D)陰性の血液の入手に努める。Rho(D)陰性を優先して ABO 血液型は異型であるが適合の血液（異型適合血）を使用しても良い。特に患者が女児または妊娠可能な女性で Rho(D)陽性の血液を輸血した場合は，できるだけ早く Rho(D)陰性の血液に切り替える。注：日本人での Rho(D)陰性の頻度は約 0.5％である。
4) 事由の説明と記録（以下省略）

出典：厚生労働省『輸血療法の実施に関する指針』（改定版）
(http://www.mhlw.go.jp/new-info/kobetu/iyaku/kenketsugo/5tekisei3a.html)

まとめ　輸血は臓器移植の一つで，臨床現場で必須の医療行為であり，輸血の際に必要な検査や注意すべき事項を理解しておくべきである。
　採血や献血といった医療行為でも，様々な副反応が生じる。次項で学ぶ。

CASE 46 採血の副作用

意識障害・失神の原因を列挙し，その病態を説明できる．

Keywords：自律神経障害／失神／VVR

18歳の女性。健康診断の目的で来院した。身体診察で異常所見を認めず，採血を行うことになった。座位で右肘静脈から10 mLを採取した直後に，顔面蒼白となり発汗し，嘔気を訴えた。採血部は止血されており，右上肢の感覚や運動に異常はない．

問46-1 この女性に認められる所見はどれか．
- A 血圧の上昇
- B 喘鳴の聴取
- C 体温の上昇
- D 瞳孔の散大
- E 心拍数の低下

問46-2 この病態に最も関係するのはどれか．
- A 顔面神経
- B 三叉神経
- C 尺骨神経
- D 橈骨神経
- E 迷走神経

解法ポイント 本例は，採血という肉体的な苦痛と恐怖の直後に起こる迷走神経反射であり，臨床現場ではよくみられる．血管迷走神経反射（vasovagal reflex）と呼ばれ，VVRと略される．痛みやストレスが原因で自律神経刺激，ホルモン分泌などが起こり，血管拡張が起こる．また，視床下部を介して迷走神経（副交感神経）刺激，交感神経の抑制が生じる．その結果，血圧低下，徐脈が起こる．これによって脳血流が低下した際には失神を生じる．

【問46-1】 副交感神経の刺激や血管の拡張が生じるので，血圧は低下する（×A）．喘鳴の聴取は気管・気管支の収縮・気道の狭窄などで生じる．これは，アナフィラキシーショックなどでみられる（×B）．体温の上昇は生じない．起こるとすれば，やや低下する（×C）．副交感神経刺激作用があるので，縮瞳である（×D）．副交感神経刺激が生じるので，心拍数の低下が起こる（○E）．

【問46-2】 血管迷走神経反射が病態なので，Eが正解である．

Minimum Requirement

● 血管迷走神経反射（VVR）

採血や献血の1～5％に発生するといわれている．痛みや恐怖感などのストレスが原因となり，若年者に多くみられる．主たる症状は気分不快，顔面蒼白，冷汗，嘔気などであり，ときに失神に至る．副交感神経の興奮，血管拡張が主たる病態であるので，血圧低下や徐脈が特徴的である．多くは寝かせる（臥位）と軽快し，輸液を必要とするのはまれである．

● 採血，献血と失神
- ・軽　症　　：血圧低下が 40 mmHg 未満，脈拍数の低下が 20/分未満，症状は気分不快，顔面蒼白，冷汗，悪心，意識消失など
- ・重　症　　：血圧低下が 40 mmHg 以上，脈拍数の低下が 20/分以上，軽症の症状に加え，けいれん，失禁，脱糞など
- ・頻　度　　：圧倒的に軽症が多く，重症は献血者の 0.027％（日本赤十字社統計）
- ・ハイリスク者：初回輸血，失神の既往，若年，献血に対する強い不安や緊張感，水分摂取不足，睡眠不足や強い疲労感

● 失神の原因
- ・心原性：不整脈（高度の徐脈，心室頻拍，心室細動），Adams-Stokes 症候群，重症の虚血性心疾患，大動脈弁狭窄症
- ・中枢性：脳梗塞，脳出血，くも膜下出血，一過性脳虚血発作（TIA），てんかん発作
- ・その他：血管迷走神経反射，起立性低血圧，過換気症候群，低血糖発作

● 血管迷走神経性失神
- ・誘　因　　：長時間の起立，痛み刺激，不眠や疲労，人込みの中や閉鎖空間など精神的・肉体的ストレスや環境要因
- ・前駆症状　：嘔気，冷汗，眼前暗黒感
- ・発作の特徴：日中（特に午前中）に多い，持続時間は短い，後遺症はない
- ・発生機序　：左室機械受容器の感受性亢進，循環血液量の減少，精神・心理的要因など

まとめ　血管迷走神経反射は臨床現場でしばしば遭遇する病態であり，痛みや強い精神的ストレスから血管拡張，迷走神経の興奮が生じる。顔面蒼白，冷汗，嘔気を主症状とし，血圧低下，徐脈が特徴的である。失神の原因にもなる。多くは臥位によって短時間で軽快する。
さらに臨床現場で血液型の知識が必要となる疾患について学ぶ。

Reference　水牧功一：昭和医会誌 71（6）：530-541, 2011
失神の診断・治療ガイドライン（2012 年改訂版）―循環器病の診断と治療に関するガイドライン（2011 年度合同研究班報告）(http://www.j-circ.or.jp/guideline/pdf/JCS2012_inoue_h.pdf)

MIX 146　**YN** J66　　　　　正解　問 46-1：E／問 46-2：E

CASE 47 血液型不適合妊娠

血液型不適合妊娠を説明できる。

Keywords：血液型不適合妊娠／症状／合併症

27歳の女性。現在妊娠20週であるが，本人の血液型がA型Rh(－)であることから血液型不適合妊娠を心配して相談に訪れた。夫の血液型はO型Rh(＋)である。

問 47-1 この女性への説明で正しいのはどれか。
A　ABO型不適合妊娠の可能性はありません。
B　ABOやRh型以外の血液型不適合妊娠の可能性はありません。
C　子供は全員Rh(＋)になりRh型不適合妊娠の可能性があります。
D　子供がRh(－)の場合でもRh型不適合妊娠の可能性があります。
E　子供は1/2の確率でRh(＋)になりRh型不適合妊娠の可能性があります。

問 47-2 この女性の管理として**必要ない**のはどれか。
A　羊水診断
B　輸血歴の問診
C　胎児の超音波検査
D　母体血中の抗B抗体価測定
E　母体血中の抗D抗体価測定

解法ポイント　血液型不適合妊娠に関する問題である。血液型に関連した臨床的事項でありしっかり押さえておきたい。

【問 47-1】　母体に発現していない血液型が胎児に発現し，過去の輸血や妊娠ですでに抗体を獲得している場合や，切迫流早産などで絨毛が損傷を受け，母体に胎児血が混入し，胎児赤血球に対する抗体が産生されるなど，何らかの理由により母親に胎児の赤血球膜抗原に対する抗体が認められる場合，この状態を血液型不適合妊娠という。その際にIgGクラス抗体が産生されると，新生児溶血性疾患につながる。ほとんどすべての妊娠で血液型不適合は認められ，軽度のものは貧血程度の症状であるが，貧血が高度になると黄疸を伴い，新生児重症黄疸となる。ビリルビンが中枢神経に沈着すると核黄疸を合併する危険がある。黄疸はしばしば浮腫を伴い，全身の浮腫が高度な場合は胎児水腫と呼ばれ，死亡率が高くなる。不適合妊娠で圧倒的に多い型はRh型（そのほとんどがD抗原）で，ABO型やその他の血液型（Diego式，Duffy式，Kidd式，MN式，Kell式，P式など）によるものもまれに認められる（×B）。提示した事例では母親がA型で父親がO型であり，生まれてくる子供の血液型はA型かO型のいずれかなので母親が持つ抗B抗体が不適合妊娠の原因となることはなくABO型不適合妊娠の可能性はない（○A）。Rh型については父親の遺伝子型がD/dであれば子供の半分がRh(＋)に半分がRh(－)になるが，D/Dであれば全員がRh(＋)になる。したがってC，Eともに誤りである。またRh(－)の子供であればRh型不適合妊娠にはならない（×D）。したがって，正解はAである。

【問 47-2】　この事例では Rh 型不適合妊娠である可能性があり，輸血歴の問診は必要であり，管理として母体血中の抗 D 抗体価測定も感作の有無を調べる目的で必要である。また羊水診断では羊水中のビリルビン様物質の吸光度を測定する。さらに超音波検査では，経時的に胎児の観察を行い，発育状態のみならず，皮下浮腫，循環不全の徴候に注意する。一方，前述のごとく ABO 型不適合妊娠の可能性はないことから，母体血中の抗 B 抗体価測定は必要ない。したがって，正解は D である。

Minimum Requirement

● 血液型
広義には，赤血球，白血球，血小板の細胞表面に存在する抗原の多型や，血清タンパク質，血液内の酵素を含む血液成分の表現型多型のことであるが，狭義には赤血球抗原を意味する。

● 糖鎖系血液型
複数の糖転移酵素（遺伝子産物）の働きにより合成され，糖鎖の並びの違いによる抗原性の違いを認識する特異抗体によって分けられる。ABO 式，Lewis 式，P 式血液型等が代表例である。

● タンパク系血液型
対立遺伝子によって生成される膜タンパクのアミノ酸の差異による多型で，抗原性の違いを認識する特異抗体によって分けられる。遺伝子の変異が抗原性の変化の直接の原因である。Rh 式，MNSs 式血液型等が代表例である。

● Rh 式血液型
隣接する RhD と RhCE の 2 つの遺伝子により決定されるタンパク系血液型である。D, C, c, E, e の 5 種の主要な抗原が存在する。

● Rh 陰性（D−）
D 抗原が認められない人。原因の多くは RhD 遺伝子の欠失のホモ接合体である。血液型不適合妊娠の原因となることがある。

まとめ　血液型不適合妊娠に関連する事項をしっかり理解する必要がある。
　　　　　法医学では血液を用いた検査があるが，次項では最新の科学を利用した DNA 鑑定について学ぶ。

Reference　MIX　416

正解　問 47-1：A／問 47-2：D

CASE 48 ヒト遺伝子検査

ゲノム解析に基づく DNA レベルの個人差を説明できる。

Keywords：個人識別／遺伝子多型／親子鑑定

家屋火災の現場から焼死体が発見された。顔貌や身体的特徴からの身元の特定は困難であるが，炭化した陰茎と陰嚢が確認され，行方が分からない 65 歳のこの家の男性住人と推定された。身元確認のため，この男性の血液と男性の娘と思われる女性の口腔粘膜擦過物から抽出した DNA を用いた親子鑑定を実施することになった。

問 48-1 鑑定に利用可能な遺伝子多型検査はどれか。**3つ選べ**。
A　X 染色体 STR 検査
B　Y 染色体 STR 検査
C　常染色体 STR 検査
D　ミトコンドリア D-ループ配列検査
E　常染色体上の一塩基多型（SNPs）検査

問 48-2 **誤っている**のはどれか。
A　STR は多型性に富んでいる。
B　SNPs は最も出現率の低い多型である。
C　SNPs はほとんどが 2 対立遺伝子多型である。
D　STR は他の DNA 領域に比べて突然変異率が高い。
E　ミトコンドリア DNA は核 DNA に比べ変異速度が速い。

解法ポイント　身元不明の遺体の個人識別に関する問題である。**遺伝子多型**とそれを利用した個人識別，親子鑑定を理解することが望ましい。

【問 48-1】　身元不明死体の身元確認は，顔貌や身体的特徴で確認が可能なものについては遺族により行われることがある。一方，高度腐敗死体，白骨，焼損死体等では，歯牙の所見，手術痕等で可能な場合もあるが，DNA 型で確認されることも多い。その際，様々な検査法が用いられるが，我が国では複数の常染色体上の縦列反復配列（Short tandem repeat；STR）が用いられることが一般的である（C）。その他の検査法として，X および Y 染色体上の STR（A，B），常染色体，X 及び Y 染色体**一塩基多型**（Single nucleotide polymorphism；SNPs）（E），**ミトコンドリア DNA 多型**（D）も利用可能である。しかしながら Y 染色体上の STR や SNPs は父と男性の子の鑑定にしか利用できない（×B）。一方，ミトコンドリア DNA は**母性遺伝**するため，母と子の鑑定にのみ有効である（×D）。これら 2 つの検査法は今回の事例では利用できない。したがって，正解は A，C，E である。

【問 48-2】　SNPs は最大 4 対立遺伝子の可能性があるが，実際には多型部位の多くは A か G，T か G などのように，ほとんどが **2 対立遺伝子多型**である。STR は繰り返し配列の複製時にエラーを起こしやすく，突然変異率が高いため，**複数対立遺伝子**から成り多型性に富んでいる。ミトコンドリア DNA は核 DNA に比べ変異速度が速いため，多型性に富んでいる。一方，SNPs

は他の多型に比べ出現率が高い多型である。したがって，誤っているのはBである。

Minimum Requirement

● 多型（polymorphism）
　集団中に，ある遺伝形質（あるいは遺伝子の個人差）が2種類以上存在し，低頻度のものが1%以上の割合で存在すること。

● 一塩基多型（SNPs；single nucleotide polymorphisms）
　集団中に1%の以上の頻度で存在する1塩基のDNA配列の個人差（置換，挿入，欠失）で，ヒトゲノム中に1,000万個程度存在する（国際HapMap projectでは報告された多型部位は1,000万を超えている）最も出現頻度の高い遺伝子多型である。血液型，血清型，髪の毛の太さ，耳垢型，身長，皮膚色など様々なMendel遺伝形質ないしは多因子遺伝形質の責任変異と考えられている。1つのSNPは2種類の対立遺伝子から構成されることが多い。

● 挿入・欠失多型
　ゲノムDNAに，ある長さの塩基配列が挿入・欠失することによって生じる配列の個人差で，その大きさは1塩基（＝1bp）から100 kbp以上のものが存在する。1 kbp以上の挿入・欠失多型（Copy Number Variation）は正常な形質をもつヒトゲノムの10数パーセントの領域に認められる。

● 縦列反復配列に基づく多型
　多様性に富んでおり，10数種類の複数対立遺伝子が存在することもある。情報量が多く個人識別に有用である。ミニサテライト多型（VNTR多型）は反復配列長が9〜数10 bp。マイクロサテライト多型（STR多型）は反復配列長：2〜4 bp程度で全長も短くPCRで増幅しやすく法医学では個人識別，親子鑑定に最も頻繁に用いられている多型である。

● ミトコンドリアDNAの特徴
　大きさは約16.6 kbp。1種類の環状DNAで37個の遺伝子からなり母性遺伝をする。変異の速度は核DNAの約10倍で，遺伝子を持たないDループ領域多型が高頻度に認められる。

まとめ　遺伝子多型と個人識別に関連する事項を十分把握しておきたい。
　　　　　血液以外の法医学鑑定について次項で学ぶ。

Reference　MIX　101　　　　　　　　　　　　　　　　　　　正解　問48-1：A, C, E／問48-2：B

CASE 49 法医学的試料の採取

個人識別の方法を説明できる。

Keywords：個人識別／人類学的所見

山中で一体分の完全白骨死体が見つかり，検案を依頼された。死体の周囲には，着衣や所持品等は認められなかった。

問 49-1 性別を女性と判断したが，その根拠はどれか。
- A　恥骨下角が鋭い。
- B　骨盤上口が楕円形。
- C　大坐骨切痕が低く鋭角。
- D　頭蓋骨の眉弓の発達が高度。
- E　頭蓋骨乳様突起の発育が高度。

問 49-2 年齢の推定に有用なのはどれか。
- A　長管骨長
- B　脱落歯の数
- C　頭蓋骨の厚さ
- D　恥骨結合面の性状
- E　ヒト常染色体 DNA の STR 型

解法ポイント　白骨死体の**性差**および**推定年齢**を問う問題である。白骨死体の鑑定では，人類学的所見からの性別や年齢の判定が迅速な身元判明に役立つ。人類学的所見では，年齢よりも性差の方が明確に判定できることが多い。

【問 49-1】　男女の性差は，頭蓋骨では，男性では前額部が後方に傾斜していて，眉弓や眼窩上縁が突出していたり，乳様突起が大きく突出しているなどの特徴がある。女性では，前額部が鉛直であり，眉弓や眼窩上縁の突出が弱く，乳様突起が小さい（×D，×E）。骨盤骨では，男性では恥骨下角が鋭く，骨盤上口がハート形であり，大坐骨切痕は鋭角である（×A，○B，×C）。

【問 49-2】　歯牙の脱落は年齢とは明確に相関しない（×B）。ヒト常染色体 DNA の STR 型も年齢とは相関しない（×E）。腸管骨の骨長，頭蓋骨の厚さも年齢とは相関しない（×A，×C）。恥骨結合面の性状は，年齢との相関が報告されている（○D）。

Minimum Requirement

● 性別の鑑定

　白骨鑑定における性別は，①頭蓋骨では，男性では前額部が後方に傾斜していて，眉弓や眼窩上縁が突出していたり，乳様突起が大きく突出しているなどの特徴がある。女性では，前額部が鉛直であり，眉弓や眼窩上縁の突出が弱く，乳様突起が小さい。②骨盤骨では，男性では恥骨下角が60〜75°と鋭く，骨盤上口がハート形であり，大坐骨切痕も鋭角である。骨盤腔も狭い。女性ではその逆に恥骨下角が110°以上と緩やかであり，骨盤上口が楕円形で広く，大坐骨切痕も円形で骨盤腔は広い。③下肢骨では，大腿骨骨頭の捻転角が男性では12〜15°と小さく，大腿骨骨頭も44〜46 mmと大きい。女性では捻転角が20〜25°と大きく，大腿骨骨頭も40〜41 mmと小さいなどといった特徴がある。

・骨盤部CT所見

女性

男性

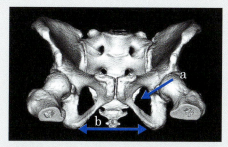

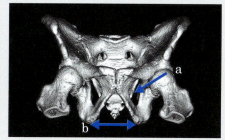

閉鎖孔（a）と恥骨下角（b）が広い。　　　閉鎖孔（a）も恥骨下角（b）も狭い。

（医師国試110B-10より）

まとめ　性差の判定に有効な，個々の人類学的所見には，個性も認められるので，1つの箇所だけを見て判断せず，複数箇所を見て判断する必要がある。

　なお，医師国家試験の第110回B-10で，骨盤部CTによる性別判断の問題が出題された。

　このほか，胎児についての法医学的診断・鑑定が求められる。

Reference　サクセス公 26　MIX 432　　　　　　　　　　正解　問49-1：B／問49-2：D

CASE 50 嬰児殺

嬰児殺について生産・死産の鑑別を学ぶ。

Keywords：肺浮揚試験／胃腸浮揚試験

37歳の女性。早朝に自宅で，1人で出産し，そのまま嬰児を放置し仕事に出かけた。夜になって仕事から戻ってくると，嬰児が冷たくなっていたという。蘇生措置は施されていない。

問50-1 解剖時に生産を示唆する所見はどれか。
A 胸囲＜腹囲
B 肺の辺縁が薄く鋭い。
C 横隔膜が第4肋骨の高さに位置する。
D 食道と胃を結紮し，投水したところ，浮揚した。
E 気管支を結紮し，左右の肺をそれぞれ投水したところ，沈んだ。

問50-2 死産児であった場合に発行すべきなのはどれか。
A 死産証書
B 死体検案書
C 死胎検案書
D 死亡診断書
E 出生証明書

解法ポイント　生産児がすぐ死亡したのか，もともと死産児であったのかを鑑別する方法を学ぶ。また，死亡診断書，死体検案書，死胎検案書，死産証書のどれを発行しなくてはならないのかを理解する。

【問50-1】　生産児であれば呼吸をしていることから，主にそれによる違いが重要となる。呼吸児では，胸囲が腹囲より大きく（×A），肺は膨らみ横隔膜が下がり（×C），含気により辺縁がふっくらと丸みを帯びる（×B）。肺を水中に投じると含気のため浮揚する（肺浮揚試験）（×E）。乳幼児の場合には，嚥下の際に空気を飲みこむので胃腸に空気が入り，このために胃腸を水中に投じると浮揚する（胃腸浮揚試験）（○D）。

【問50-2】　出生証明書は，無事出産した嬰児に発行する証明書である（×E）。死産証書は，自ら分娩介助をした医師または助産師が，死産にあたり発行するものである（×A）。死胎検案書は，自ら分娩介助をしていない医師または助産師が，死産児に対して発行するものである（○C）。死亡診断書は，出生以降に死亡した場合に，生前に診察をした医師が発行するものである（×D）。死体検案書は，出生以降に死亡した場合に，生前に診察をしていない医師が発行するものである（×B）。

Minimum Requirement

● 胎児と人の区別

　医学的には，胎児と人の区別はないが，法律的には，胎児の殺害は堕胎罪，人の殺害は殺人罪と別の構成要件に該当する。嬰児とは生まれたばかりの乳児，すなわち乳飲み児をさす。生産児の殺害（嬰児殺）は殺人罪となる。死産は嬰児殺の対象とならないが，厳密には出産後に心拍，随意筋の運動，呼吸のいずれも認めないものが死産とされている。死産児と生産児との主な違いが自発呼吸の有無であるため，法医学ではこれを利用して生産児兆候を判別することが多い。生産児では，胸囲が腹囲より大きく，横隔膜は第5肋骨以下に下がっている。肺の大きさも大きく，辺縁は丸みを帯び，色調も淡赤色調を呈する。肺浮揚試験および胃腸浮揚試験が陽性（浮揚する）となる。医師が出産に立ち会い，死産児であれば，死産証明書を発行することとなるが，出産に立ち会っていない死産児を検案した場合は，死胎検案書を発行することとなる。生産児であり，その後何らかの原因で死亡した場合は，死亡診断書または死体検案書を発行することとなる。

● 浮揚試験

肺浮揚（浮遊）試験	生産児の肺は水に浮く。まず，気管をつけたまま左右の肺を水に投ずる。次に各肺，さらに小片について検査する。	17世紀より行われている原始的な方法であるが，現在でも最も信頼のおける検査と考えられている。ただし，例外があるので注意が必要である。偽陽性となるのは，腐敗やCPRの影響がある場合であり，一方，偽陰性も生じうる（産声を上げても，肺は沈むことがある）。
胃腸浮揚（浮遊）試験	消化管のどのあたりまで空気が入っているかを調べる。数箇所で結紮して水中に投ずる。	比較的信頼がおけるとされているが，腐敗が進行すれば意味を失う。

まとめ　嬰児殺時に問題となる生産児兆候は，自発呼吸の開始によってもたらされる所見が主である。

Reference　サクセス公 73　MIX 431　公みえる 93　　　正解　問50-1：D／問50-2：C

索引

日本語索引

■ あ ■

悪性新生物　56, 57
アセチルコリン　104
　　──エステラーゼ　104
　　──受容体拮抗薬　105
アトロピン　104, 105
アニオンギャップ開大型　107
アルコール関連身体障害　103
安全管理委員会　52, 54
安楽死　15, 16
　　──許容条件　18
　　──の分類　18

■ い ■

医学の祖　9
縊頸　67
遺言　16
意識障害　81, 106
意識清明期　82
医師憲章　29
医師の義務　22
医師の裁量権　13
医師の職業倫理　9
医師法　21, 22, 23, 25, 29, 63, 64, 66, 92
異状死　28, 65, 73, 74, 75, 96
異状死体　74
　　──の届け出　63
　　──の届出義務　22, 92
異常酩酊　102
一塩基多型　116, 117
一時保護　44
胃腸浮揚試験　120, 121
一酸化炭素中毒　106, 107
遺伝子多型　116
委任契約　2, 3
医の倫理　9
医薬品の臨床試験の実施の基準に関する省令　32
医療安全管理委員会　53

医療安全対策　54
医療安全の向上　52
医療行為　13
医療事故　54
　　──調査・支援センター　51, 52
　　──調査制度　51, 52
　　──分析事業　54
医療専門職としての責務　29
医療法　2, 3, 23, 24, 25, 51, 52, 53, 54
　　──施行規則　23, 24, 53, 54
医療面接　4
院外心肺停止　73
インシデントレポート　53
院内設置審査委員会　33
院内調査　52
インフォームド・コンセント　4, 8, 11, 13, 14, 15, 32

■ う ■

ウラ検査　110

■ え ■

エアバッグ　86
鋭器損傷　78, 79, 80
嬰児殺　121
エタノール　101

■ お ■

応召義務　3, 11, 12, 21, 22, 29
横紋筋融解症　98
オキシヘモグロビン　107
オピオイド　17
オモテ検査　110
親子鑑定　116
オレンジプラン　39

■ か ■

カーバメート剤　105

カール・エンギッシュ　18
外因死　57, 58, 65, 71, 94, 96
介護支援専門員　39
介護認定審査会　38
介護保険　38, 39
　　──サービス　39
改ざん　27
外傷性くも膜下出血　81
開放性損傷　78, 80
解剖制度　72
開放創　78
架橋状組織　80
核黄疸　114
覚醒剤　98
　　──中毒　99
覚せい剤取締法　17, 99
角膜（の）混濁　68, 69, 70
火災現場　106, 107
過重労働　49
割創　78
鵞皮形成　88
カルボキシヘモグロビン　106
過労死　49
還元型ヘモグロビン　107
看護師　30, 31
監察医　71
　　──解剖　72
患者の希望　5, 6
患者の権利　6
　　──に関する世界医師会（WMA）リスボン宣言　7, 9
患者の自己決定権　4, 11, 14
がん性疼痛　17
関節硬直　68
感染症動向調査　37
感染症法　35, 37
感電死　94, 96

■ き ■

基礎代謝　92
拮抗薬　100
虐待相談対応件数　46

虐待の届け出　45
虐待のハイリスク要因　45
虐待の分類　45
キャブオーバー車　85
救急救命士　30, 31
急性アルコール中毒　101, 102
急性硬膜外血腫　83
急性硬膜下血腫　82, 83
救命救急センター　106
共感的に対応　5
凶器　79
行政解剖　71, 72
胸部損傷　86
業務災害　49, 50
業務独占　22
虚偽公文書作成罪　29
虚偽診断書作成・行使罪　28, 29
緊急事態　13
緊急時の輸血　111
緊急手術　13
緊急輸血　110

■ く ■

偶発性低体温症　93
クロスマッチ　111

■ け ■

ケアプラン　39
ケアマネジャー　39
警察署長　66
刑事訴訟法　72, 99
系統解剖　71, 72
刑法　28, 29
血液型　115
　　──不適合妊娠　114
血管拡張　112
血管透過性亢進　89
血管迷走神経性失神　113
血管迷走神経反射　112
血中 CO-Hb 測定　108
解毒薬　100
ゲノム DNA　117
研究活動における不正行為への対応等
　　に関するガイドライン　27
研究機関要件確認書　8
研究計画書　8, 10
研究倫理審査依頼書　8
献血　113

言語聴覚士　31
原付・二輪車乗員の損傷　86
見当識　102

■ こ ■

抗 HIV 療法　36
交感神経興奮作用　98
高気圧酸素療法　108
後期死体現象　69, 70
交差適合試験　111
酵素活性　104
交通外傷　86
　　──の傾向　85
　　──の特徴　85
交通事故　57
後天性免疫不全症候群　35
広範囲熱傷　89
高ヘモグロビン血症　89
硬膜外血腫　82
硬膜下血腫　81
呼吸停止　59
個人識別　116
個人情報の保護　20
骨盤骨　118
骨盤骨折　84
骨盤部 CT　119
コメディカルスタッフ　30, 31
コリンエステラーゼ活性　104
今後の方針　5

■ さ ■

採血　113
再硬直現象　69
細小泡沫　87, 88
サイドエアバッグ　86
詐欺罪　29
作業環境測定法　49
作業療法士　31
索状痕　67
挫創　78, 80
殺人罪　121
殺鼠剤　105
酸素化ヘモグロビン　107
　　──濃度　92
酸素需要　92
酸素分圧　107
三徴候死　60
散瞳　99

■ し ■

ジアゼパム　98
シートベルト　86
死因の種類　65, 96
死因・身元調査法　65, 66, 72
　　──解剖　71, 72
死後 CT 画像　87
死後画像診断　65
死後経過時間　69
自己決定権　15
死産児　120
死産証明書　121
施設内倫理審査委員会　8
事前指示書　15
刺創　78, 80
死体解剖保存法　72
死体検案　65, 67
　　──書　63, 64, 73, 94, 96
死胎検案書　120, 121
死体検案マニュアル　65
死体現象　66
死体硬直　69, 70
死体の損壊　88
死体冷却　70
　　──現象　69
市町村保健センター　38
失神の原因　113
児童虐待防止法　44, 45, 46
自動車事故　85
自動車乗員の損傷　86
児童相談所　44, 45, 46
死に至るメカニズム　82
死の確徴　28, 68
死の三徴候　59, 60
死の判定　60
自発呼吸停止　60
死斑　67, 68, 69, 70, 88
市販後臨床試験　34
司法解剖　71, 72
死亡確認　63
死亡時画像診断　71
死亡時刻　73
死亡事例の検証　46
死亡診断書　50, 59, 63, 64
死亡推定時刻　65
シャウムピルツ　87
射創　79
銃器損傷　79

宗教的理由　11
重症低体温症　93
重症度評価　91
周波数　94, 95
周辺症状　38
ジュール熱　95
縦列反復配列　116, 117
縮瞳　99
主治医意見書　38
出血性ショック　84
ジュネーブ宣言　9
守秘義務　19, 22
主要死因別にみた死亡率の年次推移　56
主要死因別の死亡率　57
準委任契約　2, 3
循環虚脱　101
循環血液量減少性ショック　89
消極的安楽死　18
承諾解剖　72
衝突時の歩行者挙動　85
情報提供　5
除外例　61
所轄警察署　28, 65, 66, 73, 74
嘱託殺人罪　17
処方箋交付義務　22
信仰上の理由　12
人工妊娠中絶　40, 41
　　――の適応　41
心疾患　56, 57
心室細動　94, 96
信州心筋症　108
新生児溶血性疾患　114
心臓死　59, 60
心臓性突然死　74
心臓毒　107
身体的虐待　44, 45
診断書交付義務　22
心タンポナーデ　73, 74
心停止　59
心囊内液体貯留　73
心拍動停止　60
深部体温　68, 93
新法解剖　72, 92
新薬開発の流れ　34
信頼関係　2, 3
心理的虐待　44, 45
診療拒否　21, 22
診療記録　23
　　――等の開示　19

診療契約　2
診療情報　19, 20
　　――の提供に関する指針　19, 20
診療に関する諸記録　24
診療放射線技師　30, 31
診療補助行為　30
診療録　23
　　――記載　48
　　――の記載義務　22
　　――の保存　23
　　――の保存義務　22
人類学的所見　119

■ す ■

水中死体　87, 88
推定年齢　118

■ せ ■

性差　118
生産児　120
　　――兆候　121
成傷器　78, 79
精神的ストレス　113
性的虐待　44, 45
正当な事由　21, 22
性別の鑑定　119
セカンドオピニオン　6, 7
積極的安楽死　18
赤血球抗原　115
切創　78, 80
説明同意文書　8
善管注意義務　2
せん断応力　82
全脳死　61

■ そ ■

臓器移植法改正　62
早期死体現象　59, 68, 69, 70
臓器の移植に関する法律　61
創傷の種類　78
挿入・欠失多型　117
側面衝突　86
組織低酸素　106, 107
蘇生行為　93
尊厳死　15, 16
　　――宣言書　15
損傷の種類　79

■ た ■

体温降下　70
　　――現象　69
体温調節機能　92
胎児水腫　114
胎児と人の区別　121
代謝性アシドーシス　107
大腿骨骨折　84
体表面積　90
代理権　19, 20
対立遺伝子　117
多型　117
堕胎罪　41, 121
単純酩酊　102
　　――における血中アルコール濃度と酩酊度　102
タンパク系血液型　115

■ ち ■

地域包括支援センター　38
地域保健法　38
治験　32, 33
治験医師　32
治験コーディネーター　32, 33
治験審査委員会　33
治験の3段階　34
恥骨結合面　118
致死的不整脈　92
致死量　102
窒息　57
注意義務　3
中央審査委員会　33
中硬膜動脈　82
中枢神経興奮作用　98
中枢神経症状　104, 105
調査委員会　51, 52
治療計画　2

■ つ ■

対側損傷　81
通勤災害　50
通電時間　94, 95

■ て ■

低体温　62, 93

溺死　87
溺死体の所見　88
溺死肺　87, 88
溺水　57
電気エネルギー　95
電気抵抗　94, 95
電撃斑　94, 95, 96

と

同意能力　14
頭蓋骨　118
　——骨折　83
頭蓋内損傷　81
瞳孔反応停止　59, 60
糖鎖系血液型　115
凍死　92, 93
疼痛コントロール　17
頭部CT　81, 83
頭部外傷　81
盗用　27
特定不正行為　27
突然死　73, 74
　——をきたしうる代表的な疾患・病態　74
届出義務　99
ドパミン　98
ドメスティック・バイオレンス　47
鳥肌　88
鈍器損傷　79, 80

な

内因性急死　74

に

ニアミス　54
ニコチン様作用　104, 105
二重盲検法　33
日本医療機能評価機構／医療事故防止センター　54
乳酸リンゲル液　98
乳幼児突然死症候群　75, 76
ニュルンベルグ綱領　9
二輪車事故　86
任意後見人　20
人間を対象とする医学研究の倫理的原則　8, 9
認知症患者　38

認知症施策推進5か年計画　39
認知症の行動・心理症状　39

ね

ネグレクト　44, 45
熱エネルギー　90
熱傷　90, 95
熱傷指数　89, 91
熱傷深度　90
熱傷面積　89, 90
捏造　27

の

脳血管疾患　56, 57
脳挫傷　82
脳死　60
脳死と類似した状態　62
脳死判定　61, 62
脳・心臓疾患の認定基準　49
脳損傷　83
農薬中毒　105

は

肺炎　56, 57
配偶者からの暴力の防止及び被害者の保護等に関する法律　47, 48
配偶者暴力相談支援センター　47, 48
配偶者暴力防止法　47
肺浮揚試験　120, 121
ハインリッヒの法則　54
白骨死体　118
パラコート剤　105
犯罪被害者支援センター　38

ひ

被害者の保護　48
被虐待児　44, 62
被験者の福利　10
微生物源農薬　105
ビタミンB_1欠乏　103
人を対象とする医学系研究に関する倫理指針　10, 26
ヒポクラテス　9
　——の誓い　9
びまん性軸索損傷　82
非盲検試験　33

ヒヤリハット事例　53, 54
ヒューマンエラー　53, 54
病状認識の評価　5
剽窃　27
病的酩酊　102
表皮剥脱　78, 80
漂母皮化　87
漂母皮形成　88
病理解剖　71, 72

ふ

不規則抗体スクリーニング　111
副交感神経刺激　112
複雑酩酊　102
福祉事務所　38, 45, 46
福祉六法　38
複数対立遺伝子　116
不適合輸血　111
不妊手術　41
腐敗性変色　70
浮揚試験　121
プランクトン　87, 88
不慮の事故　96
　——死　56, 57
　——による死亡　58
プロプラノロール　98

へ

ヘモグロビン　106
ヘルシンキ宣言　8, 9, 26, 32
ヘルメット　86

ほ

法医解剖　72
剖検　75, 76
法定代理人　20
法的脳死判定　61, 62
法令上作成保存が求められている書類　25
保健所　38
歩行者の損傷　85
保護命令　48
母性遺伝　116, 117
母体保護法　40, 41
　——指定医師　40, 41
ボンネット型普通乗用車　84
ボンネット車　85

ま

マイクロサテライト多型　117
末梢静脈路確保　30
麻薬及び向精神薬取締法　99
麻薬中毒者　99
慢性硬膜下血腫　82，83
慢性中毒　107

み

ミトコンドリア DNA　117
　　——多型　116
ミニサテライト多型　117

む

無呼吸テスト　61，62
無症候性キャリア　36
無診察診断書類作成の禁止　29
ムスカリン様作用　104，105
無輸血手術　11

め

迷走神経　112
酩酊の分類　102
メタンフェタミン　98
面談の設定　5

も

盲検試験　33
モノフルオロ酢酸　105

モルヒネ　17

や

薬剤師　31
薬物中毒　99

ゆ

有機塩素剤　105
有機リン　104
　　——剤　105
　　——中毒　104
有尖片刃器　79
有尖無刃器　79
輸血拒否　11
輸血用血液　110
　　——製剤　111
揺さぶられっこ症候群　45

よ

要介護認定　38
杙創　79

ら

来院時心肺停止　73

り

利益相反　8，27
　　——状態　26
理学療法士　31
リスボン宣言　6，7，9，12

リビング・ウィル　15，16
両側性死斑　69
療養方法の指導義務　22
臨床研究　26，27
　　——コーディネーター　32
　　——に係る利益相反　26
臨床検査技師　30，31
臨床研修義務　22
臨床工学技士　30，31
臨床試験　26，32，33，34
　　——の実施の基準に関する省令　33
臨床倫理委員会　17
倫理審査委員会　8，10，26

れ

裂創　78，80
レット・ミー・ディサイド　15

ろ

労災認定　49
労災保険制度のしくみ　50
労災保険法　49，50
労働安全衛生法　49
労働基準監督署長　49，50
労働基準法　49
労働災害　49，50
労働者災害補償保険法　49，50

わ

ワイドラー徴候　87
悪い知らせ　4

欧文索引

A

ABO 血液型　110
ACh　104
AChE　104
AIDS　35，36

B

BI　89，91

Binder の分類　102
blind test　33
BPSD　39
burn index　89，91

C

Casper の法則　70
cherry-red cyanosis　107
CIRB　33
clinical research coordinator　33

CO-Hb　106，107
contrecoup injury　81，82
copy number variation　117
coup injury　82
CO 中毒　106，107，108
CRC　33

D

DNAR　15
do not attempt resuscitation　16

double blind test 33

E

emotion 5

G

γ-アミノ酪酸 101
GABA 101
GCP 32, 34
GCP省令 33
good clinical practice 32
GPM SP 34

H

HEC 17
Hippocratesの誓い 9
HIV-1定量検査 35
HIV感染症 36
HIV病原検査 35

I

IC 13, 14
ICH-GCP 32
informed consent 14
institutional review board 33
invitation 5
IRB 10, 33

J

J-GCP 32
japan coma scale 101
JCS 101, 106

K

knowledge 5
Korsakoff症候群 103

L

let me decide 16

M

ME 31
MRI撮影 30

N

non-blind study 33

O

O_2-Hb 107
open-label study 33
OT 31

P

PAM 104, 105
PCR法 35
perception 5
polymorphism 117
PT 31

R

Rho(D)抗原 110, 111
Rh型不適合妊娠 114, 115

Rh式血液型 110, 115

S

setting 5
shaken baby syndrome 45
short tandem repeat 116
SIDS 75, 76
single nucleotide polymorphism 116, 117
SNPs 116, 117
SPIKESモデル 4, 5
ST 31
STR 116
strategy 5
STR多型 117
sudden infant death syndrome 75

V

vasovagal reflex 112
VNTR多型 117
VVR 112

W

Wernicke脳症 103
WHOによる依存形成薬物の分類 100
Wischnewski斑 92

数字

1〜5類感染症 37
2-paralidoxime 104
2対立遺伝子多型 116
5類感染症 35, 36
9の法則 89, 90

臨床事例で学ぶ
医療倫理・法医学

2017年2月27日　第1版第1刷発行

編　著　一杉　正仁
　　　　（ひとすぎ　まさひと）
発行所　株式会社　テコム　出版事業部
　　　　〒169-0073　東京都新宿区百人町1-22-23
　　　　　　　　　　新宿ノモスビル 2F
　　　　（営業）TEL　03（5330）2441
　　　　　　　　FAX　03（5389）6452
　　　　（編集）TEL　03（5330）2442
　　　　URL　http://www.tecomgroup.jp/books/
印刷所　三報社印刷株式会社

ISBN 978-4-86399-376-1　C3047